I0446539

Dedicado a todos los que amamos las Ciencias Biomédicas y en especial a Usted.

CODIFICACIÓN DEL ALFABETO

A	B	C	D	E	F	G
1	2	3	4	5	6	7
H	I	J	K	L	M	N
8	9	10	11	12	13	14
Ň	O	P	Q	R	S	T
15	16	17	18	19	20	21
U	V	W	X	Y	Z	
22	23	24	25	26	27	
Á	É	Í	Ó	Ú	Ü	
28	29	30	31	32	33	

SOPA DE NÚMERO BIOMÉDICA 1

Aromatasa: Enzima que se encuentra en las células de la granulosa del ovario y cataliza la conversión de testosterona en estradiol y de androstenediona en estrona.

Codificación: ___ ___ ___ ___ ___ ___ ___ ___ ___

Revelado: Proceso que consiste en hacer visible una imagen fotográfica que se halla en estado latente, sensibilizada por la luz o por radiaciones x, mediante la acción de soluciones reveladoras, que provocan la reducción de las moléculas de bromuro de plata, presentes en la imagen latente a plata metálica.

Codificación: ___ ___ ___ ___ ___ ___ ___ ___

Espasticidad: Tipo de hipertonía muscular que se caracteriza por el aumento de la resistencia (velocidad-dependiente) directamente proporcional a la velocidad, que ofrece un músculo o grupo muscular a su estiramiento pasivo. Es debida a una exaltación de los reflejos de estiramiento fásicos espinales, mediados por el arco reflejo monosináptico, secundaria a una lesión de la vía corticoespinal.

Codificación: ___ ___ ___ ___ ___ ___ ___ ___ ___ ___ ___ ___

Hiposfagma: Colección de sangre debajo de la conjuntiva, generalmente de causa desconocida o como consecuencia de una maniobra de Valsalva. Es un proceso extraordinariamente frecuente y, pese a lo llamativo del aspecto que adquiere el ojo, no tiene repercusión sobre la función ocular. Se reabsorbe espontáneamente sin tratamiento en el curso de unos días.

Codificación: ___ ___ ___ ___ ___ ___ ___ ___ ___ ___

Ulgeria: Pliegues cutáneos producidos por la retracción cicatricial.

Codificación: ___ ___ ___ ___ ___ ___ ___

```
4 5 4 8 0 1 4 8 8 9 7 0 2 9 4 4 9 5 4 6
8 3 7 0 4 3 3 7 3 8 7 7 3 8 7 7 9 6 9 6
9 6 5 1 8 2 5 6 9 4 0 2 6 3 1 1 7 8 6 6
5 6 2 4 8 2 3 3 0 5 3 8 5 3 0 6 7 6 7 9
2 2 0 8 0 9 2 3 0 6 5 1 6 8 2 8 3 7 2 3
1 5 0 2 6 8 1 1 3 2 0 2 7 6 1 2 6 0 5 4
8 7 5 1 3 2 0 8 2 4 6 3 7 9 1 8 6 9 2 7
6 5 7 7 7 8 1 0 7 7 8 1 0 6 2 9 9 3 7 5
6 6 6 4 6 1 9 0 7 3 5 9 8 6 1 8 8 9 2 8
0 1 5 1 7 4 2 1 7 2 7 1 1 9 3 3 3 8 8 9
1 8 1 1 6 6 3 0 7 7 7 9 9 5 1 3 7 2 7 0
3 8 7 3 2 1 8 5 2 1 5 4 2 9 6 5 2 0 9 6
7 6 4 9 6 8 4 7 4 1 6 7 5 2 1 3 1 6 1 3
1 1 1 7 7 1 8 1 6 9 9 2 0 8 9 4 5 4 9 0
2 2 4 8 1 3 5 6 2 0 4 3 0 3 1 5 0 1 2 2
3 1 3 4 9 5 5 9 2 1 5 5 9 6 1 5 5 3 4 8
1 8 4 2 2 9 9 6 8 6 5 7 7 4 1 6 2 1 3 8
1 9 0 0 0 9 8 0 9 9 2 3 1 5 1 7 8 2 9 6
7 1 5 8 7 6 4 3 1 4 7 8 2 9 3 4 1 1 4 7
1 1 7 9 4 5 5 1 0 9 3 4 0 5 4 3 9 3 5 6
9 3 5 5 3 1 1 0 5 5 2 2 2 4 9 1 1 1 1 9
2 0 8 2 4 5 4 0 6 8 7 6 1 8 1 1 8 7 5 4
0 4 9 8 2 6 7 5 3 4 0 6 2 4 7 6 5 2 3 4
3 8 7 9 8 1 4 7 7 1 8 9 6 0 9 7 3 7 3 2
```

dificultad
0 1 2 3 4 5 6 7

SOPA DE NÚMERO BIOMÉDICA 2

Fetiche: Objeto elegido como fuente principal de estimulación para lograr la satisfacción sexual.

Codificación: ___ ___ ___ ___ ___ ___ ___

Otorrea: Secreción mucosa, serosa o purulenta, que se exterioriza en el conducto auditivo externo.

Codificación: ___ ___ ___ ___ ___ ___ ___

Vaporizador: Recipiente en el cual se lleva a cabo la mezcla de los gases líquidos con agentes anestésicos volátiles. El gas que entra al vaporizador pasa a través del anestésico y se satura con vapor.

Codificación: ___ ___ ___ ___ ___ ___ ___ ___ ___ ___ ___

Inmunomarcaje: Marcaje específico de estructuras que contienen péptidos o proteínas, detectados mediante anticuerpos en la técnica inmunocitoquímica. Los anticuerpos están unidos, directa o indirectamente, a moléculas fluorescentes, a enzimas o a partículas de oro coloidal, de modo que las estructuras marcadas deben ser reconocidas con el tipo de microscopio adecuado.

Codificación: ___ ___ ___ ___ ___ ___ ___ ___ ___ ___ ___ ___ ___

Laringectomía: Extirpación quirúrgica de la laringe, motivada generalmente por la presencia en ella de un cáncer.

Codificación: ___ ___ ___ ___ ___ ___ ___ ___ ___ ___ ___ ___ ___

```
5 0 9 2 4 1 7 5 2 6 0 3 7 5 0 3 3 9 2 1
2 0 9 7 4 0 9 1 8 4 9 8 5 5 6 6 5 1 3 7
3 8 2 2 5 7 0 7 4 0 1 3 1 7 9 8 2 1 4 6
8 9 3 3 7 5 8 5 2 6 6 3 2 1 9 3 7 7 8 8
9 0 0 1 5 5 0 8 5 1 1 3 1 3 9 4 4 0 2 7
0 6 7 3 4 4 5 8 2 3 4 0 1 9 3 8 1 0 5 2
6 5 2 1 9 3 8 5 7 0 1 1 9 1 6 3 3 4 4 3
2 2 8 9 7 8 7 3 8 8 7 4 9 1 2 6 8 8 9 1
7 0 7 4 7 7 3 6 3 8 2 3 1 3 4 4 3 0 0 3
5 0 4 1 4 2 6 3 0 6 9 1 4 1 3 3 7 3 9 9
6 3 9 0 8 0 2 6 1 1 9 6 7 6 5 9 7 2 4 9
5 9 8 7 6 0 6 9 7 2 1 4 5 1 9 1 8 7 1 1
0 8 8 9 7 1 5 0 7 6 6 0 3 4 8 1 4 2 8 4
2 4 0 4 3 6 5 5 1 2 1 7 2 1 8 0 9 5 8 8
2 9 2 8 5 8 9 5 7 5 7 6 1 2 4 3 1 3 2 4
8 8 4 0 9 4 4 7 3 9 1 0 1 2 4 7 6 9 2 5
0 7 7 4 4 6 7 6 3 3 1 6 6 3 7 2 1 3 7 2
5 2 5 1 3 8 6 0 6 8 3 0 1 1 5 5 5 8 7 6
9 2 7 0 3 9 1 2 3 0 2 8 3 4 7 8 2 3 7 4
2 2 8 3 3 5 8 3 0 9 8 3 9 1 6 8 5 6 6 2
3 9 0 9 1 6 8 3 2 4 7 3 1 9 6 6 3 4 1 7
7 4 6 1 5 1 5 9 1 9 1 6 1 1 2 6 1 3 3 0
8 6 2 2 6 8 6 6 0 0 0 6 1 7 6 6 4 1 6 7
2 3 2 5 1 4 1 1 9 6 1 5 8 6 7 2 3 3 4 7
```

dificultad
0 1 2 3 4 5 6 7

SOPA DE NÚMERO BIOMÉDICA 3

Coprolalia: Uso excesivo del lenguaje obsceno. Se observa en el Síndrome de Gilles de la Tourette.

Codificación: ___ ___ ___ ___ ___ ___ ___ ___ ___ ___

Percutánea: Se dice de aquello que se realiza a través de la piel. Procedimiento que se realiza introduciendo el material mediante una punción cutánea.

Codificación: ___ ___ ___ ___ ___ ___ ___ ___ ___ ___

Jitter: Parámetro acústico de la voz que informa sobre la perturbación de la frecuencia.

Codificación: ___ ___ ___ ___ ___ ___

Satiriasis: Disfunción sexual masculina que consiste en un impulso sexual excesivo.

Codificación: ___ ___ ___ ___ ___ ___ ___ ___ ___ ___

Becquerelio: Unidad para la medida de la actividad radiactiva. Su símbolo es Bq, y corresponde a una desintegración radiactiva por unidad de tiempo (desintegración/segundo).

Codificación: ___ ___ ___ ___ ___ ___ ___ ___ ___ ___ ___

```
2 7 3 0 8 1 9 7 9 4 8 7 3 1 3 6 8 2 0 1
4 4 9 6 7 2 0 5 2 4 4 2 5 5 8 0 8 5 7 0
1 5 1 7 0 8 0 4 4 0 9 2 4 6 6 7 0 1 4 4
1 7 6 7 0 1 0 0 9 4 9 6 9 0 3 0 8 5 9 5
2 8 3 6 9 7 8 7 1 9 6 5 4 7 8 4 2 5 4 1
5 4 2 3 0 8 3 3 0 8 5 5 4 5 7 9 6 5 4 1
5 8 2 6 0 6 5 1 6 6 6 4 1 4 7 5 2 6 3 3
2 5 1 5 7 8 1 8 3 2 0 4 4 0 8 5 6 3 9 5
6 0 0 2 9 0 2 1 9 9 1 9 1 2 1 0 2 6 3 2
0 6 5 4 9 5 1 9 2 8 7 5 5 5 2 6 3 2 4 3
5 6 4 2 6 1 7 7 5 6 2 5 9 6 9 5 3 9 8 7
6 5 4 4 2 3 2 7 9 1 8 7 3 9 4 3 3 7 8 6
7 3 2 5 3 1 8 2 2 5 1 9 5 1 2 9 1 6 8 4
3 9 3 3 6 2 2 7 1 9 9 1 9 4 2 0 0 4 7 8
8 1 4 3 0 1 0 5 1 9 9 4 9 7 8 1 6 4 0 9
2 5 9 6 5 4 7 5 1 0 9 7 7 4 3 4 7 6 2 2
7 1 0 0 7 0 3 9 5 3 7 2 9 3 0 6 9 5 0 3
9 2 4 7 8 9 8 1 7 1 4 9 8 5 4 3 8 3 4 3
9 1 1 7 5 1 9 3 2 2 2 1 2 8 1 4 5 1 6 8
6 2 0 8 0 5 9 0 0 9 0 5 8 5 7 1 7 3 2 5
0 9 7 9 7 1 6 5 9 8 5 1 1 5 0 5 4 3 4 7
8 0 9 5 4 0 4 2 0 5 1 3 5 4 7 5 5 0 5 9
8 1 1 9 2 1 1 2 1 6 1 9 1 7 1 6 1 3 9 4
1 0 6 9 8 9 0 9 5 5 8 6 9 6 5 8 6 5 2 6
```

→ ↓ ← ↑ ↘ ↗ ↖ dificultad
0 1 2 3 4 5 6 7

SOPA DE NÚMERO BIOMÉDICA 4

Trepopnea: Forma de disnea en la que existe una intolerancia para el decúbito lateral debido a un derrame contralateral o a una distopía cardíaca con acodadura de los grandes vasos.

Codificación: ___ ___ ___ ___ ___ ___ ___ ___ ___

Uncartrosis: Lesión degenerativa artrósica de la articulación unciforme de los cuerpos vertebrales. Pueden crear sus osteofitos un conflicto de espacio en el agujero de conjunción con compromiso radicular.

Codificación: ___ ___ ___ ___ ___ ___ ___ ___ ___ ___ ___

Glutamina: Aminoácido proteico que presenta un grupo amida en su cadena lateral. Participa en el transporte de grupos amino, desde tejidos periféricos al hígado.

Codificación: ___ ___ ___ ___ ___ ___ ___ ___ ___

Narcisismo: Conjunto de rasgos de la personalidad que hacen que quien los presenta atribuya un valor excesivo a sus propias cualidades y acciones. Algunos autores utilizan el término para definir las desviaciones sexuales o parafilias en las que el impulso sexual está condicionado, de forma exclusiva o casi exclusiva, a la contemplación del propio cuerpo. En psicoanálisis es una de las fases de evolución de la libido en la que el «objeto de amor» es el propio yo.

Codificación: ___ ___ ___ ___ ___ ___ ___ ___ ___ ___

Sialectasia: Dilatación de un conducto salivar.

Codificación: ___ ___ ___ ___ ___ ___ ___ ___ ___ ___ ___

9 0 1 1 1 5 4 1 7 1 6 1 7 1 5 9 1 1 2 7
1 1 3 2 0 6 6 3 7 1 6 3 2 9 2 3 9 8 7 9
2 4 2 0 0 8 3 0 9 1 5 2 2 0 0 5 5 1 6 8
3 2 9 3 5 9 1 9 8 0 2 4 3 4 9 5 0 7 7 0
0 8 1 6 6 7 4 1 2 9 7 8 8 8 1 7 1 1 1 2
5 6 2 4 8 5 0 1 7 2 8 4 7 8 1 0 1 4 2 2
1 6 1 0 3 8 9 2 8 2 2 1 3 6 2 2 9 5 2 3
9 3 2 3 5 1 9 3 2 0 8 1 1 0 5 4 8 9 2 7
6 1 8 4 1 1 1 8 1 9 5 4 3 0 3 9 1 4 2 6
0 1 1 0 2 0 4 9 5 3 9 4 7 7 2 9 9 7 1 3
7 0 7 0 4 5 2 9 2 3 5 7 9 8 1 9 1 1 1 5
3 1 6 2 3 5 9 9 4 1 0 4 5 9 1 8 9 2 1 9
5 2 1 6 8 4 1 9 0 5 1 0 2 9 2 1 7 3 3 1
6 5 5 5 3 5 1 6 0 2 0 9 7 8 0 9 0 4 9 0
8 8 4 1 9 1 0 6 5 4 9 2 1 7 9 1 1 2 1 3
4 1 7 9 9 8 1 8 2 4 2 3 7 6 1 2 8 6 4 7
1 6 9 2 0 7 5 3 3 1 8 8 9 0 2 5 3 7 1 2
1 9 2 3 4 6 7 6 8 8 4 5 4 1 5 0 2 2 7 8
3 0 0 7 7 2 2 7 1 7 1 5 9 7 1 2 9 8 8 8
6 3 8 0 3 2 0 1 7 2 2 1 2 1 5 4 5 2 1 4
2 3 8 7 8 8 0 2 0 5 0 0 3 8 5 6 1 5 0 6
2 1 7 4 8 4 5 2 1 8 1 9 8 5 8 2 3 4 2 3
6 0 0 9 0 7 7 8 5 2 9 6 6 1 2 8 5 9 4 3
5 9 5 8 4 4 7 3 9 2 1 2 1 2 8 7 9 6 1 7

dificultad
0 1 2 3 4 5 6 7

SOPA DE NÚMERO BIOMÉDICA 5

Xantomatosis: Erupción que se caracteriza por presentar elementos papulosos de color amarillento.

Codificación: ___ ___ ___ ___ ___ ___ ___ ___ ___ ___ ___ ___

Dicroísmo: Propiedad de un cuerpo que le permite aparecer con dos colores diferentes según sea el tipo de luz (reflejada o trasmitida, polarizada) con que se observa.

Codificación: ___ ___ ___ ___ ___ ___ ___ ___ ___

Mesonefros: Uno de los tres brotes nefrales que sucesivamente aparecen en el feto. No interviene en la formación del riñón definitivo, pero su conducto excretor será el que dé lugar al uréter y pelvis renal, al epidídimo y al conducto deferente en el varón.

Codificación: ___ ___ ___ ___ ___ ___ ___ ___ ___ ___

Yodación: Acción de incrementar el contenido en yodo de alimentos o agua con fines terapéuticos. También se refiere al hecho de instaurar un tratamiento con suplementos de yodo en una comunidad con deficiencia de este mineral.

Codificación: ___ ___ ___ ___ ___ ___ ___ ___

Engrama: Huella mnémica (restos de la excitación neurofisiológica), que la sensación y la percepción conscientes dejan hipotéticamente en el sistema nervioso una vez desaparecidas, y que influencia, de modo transitorio o duradero, el transcurso posterior de excitaciones similares. Los engramas forman la base de la memoria.

Codificación: ___ ___ ___ ___ ___ ___ ___

```
3 8 7 5 5 0 3 3 5 1 9 5 5 5 0 2 8 1 7 4
1 0 4 7 7 5 2 4 2 1 4 1 7 3 7 7 0 1 2 2
3 3 8 5 3 0 1 8 3 1 3 1 3 6 4 8 4 4 2 5
6 8 5 6 4 0 0 5 2 1 7 9 2 5 4 0 3 9 2 1
7 9 0 2 5 8 3 7 1 8 6 1 3 5 7 8 9 3 1 1
3 5 9 6 0 1 5 9 9 2 8 2 9 7 7 4 5 1 7 4
4 5 8 6 8 1 1 7 2 9 7 3 9 2 9 3 0 9 8 2
8 0 6 5 3 7 6 5 7 5 3 4 6 7 7 3 6 1 5 1
0 9 8 2 4 5 4 1 8 3 5 2 0 9 4 1 2 6 0 1
3 4 5 1 8 6 3 8 4 1 2 6 5 2 5 5 6 3 2 6
0 1 5 8 1 3 6 6 4 5 1 4 0 7 1 6 5 0 2 1
4 9 4 7 4 5 3 7 2 9 6 8 2 6 1 3 2 2 2 3
4 4 4 2 4 8 5 9 5 7 4 1 7 9 1 7 5 0 7 1
9 4 8 3 6 2 8 3 3 9 3 8 9 7 7 5 9 1 3 2
7 9 4 2 6 1 0 3 8 7 4 7 7 1 5 0 6 3 4 1
4 5 8 7 9 0 2 9 4 0 1 7 2 0 6 0 7 1 7 1
5 9 4 7 6 4 0 8 2 6 9 2 1 9 7 2 8 6 5 6
2 6 3 2 0 0 7 5 5 0 1 8 9 3 7 2 0 6 5 2
2 0 1 6 9 8 1 1 8 2 1 5 8 0 5 8 4 9 6 0
3 1 5 0 0 1 8 4 9 2 8 1 3 8 8 7 3 1 4 9
4 5 3 8 7 0 5 5 0 0 1 4 6 1 8 1 2 2 3 2
2 5 0 0 8 8 0 2 7 2 1 6 6 7 5 5 1 7 1 0
9 7 2 8 1 9 5 1 0 4 4 5 8 4 6 5 5 3 6 4
1 6 6 3 6 6 7 4 1 1 3 9 3 1 4 6 1 6 2 1
```

→ ↓ ← ↑ ↘ ↗ ↙ ↖ dificultad
0 1 2 3 4 5 6 7

SOPA DE NÚMERO BIOMÉDICA 6

Mirmecia: Verruga palmar o plantar que produce cierto hormigueo.

Codificación: ___ ___ ___ ___ ___ ___ ___ ___

Glosectomía: Resección total o parcial de la lengua. Cuando la resección es inferior a la mitad de la lengua móvil, se denomina glosectomía parcial, hemiglosectomía si afecta a la mitad de la lengua móvil, glosectomía de dos tercios, o basiglosectomía si se produce resección de la base de la lengua.

Codificación: ___ ___ ___ ___ ___ ___ ___ ___ ___ ___ ___

Zoopsia: Es la alucinación visual de animales de apariencia terrorífica (monstruos) o repulsiva (serpientes, ratas, arañas, etc.). Es muy frecuente en los delirios alcohólicos y, en general, en los estados confusionales por causas toxiinfecciosas.

Codificación: ___ ___ ___ ___ ___ ___ ___

Borborigmo: Ruido abdominal, a veces sordo y prolongado, que se produce en el intestino como consecuencia de la mezcla de gases y líquidos en su interior. Su ausencia sugiere un íleo paralítico.

Codificación: ___ ___ ___ ___ ___ ___ ___ ___ ___ ___

Quinasa: Enzima que cataliza la transferencia de un grupo fosfato desde un nucleósido trifosfato (ATP) hasta otra molécula.

Codificación: ___ ___ ___ ___ ___ ___ ___

8 1 0 3 3 1 6 1 1 2 3 5 0 2 6 1 2 1 7 6
7 2 8 4 8 5 7 9 7 2 8 4 6 4 7 3 7 6 6 4
7 2 0 3 8 5 6 2 4 1 7 9 0 4 1 2 9 6 8 2
9 7 8 7 9 9 5 5 0 5 3 2 3 7 1 0 8 7 9 1
2 8 5 0 3 9 0 1 3 2 4 5 6 8 9 0 8 7 7 2
4 4 3 3 8 7 7 7 3 8 6 3 6 4 0 2 9 5 0
3 1 9 7 6 9 0 0 3 8 3 5 1 8 6 3 7 7 3 5
0 3 7 8 4 9 7 2 9 4 2 6 9 4 8 3 1 6 3 5
4 5 7 5 4 0 6 1 5 1 0 5 6 0 5 1 6 2 9 1
0 7 6 4 0 6 0 6 4 7 5 2 3 5 1 5 1 9 8 5
1 4 6 2 9 7 2 1 4 8 4 4 5 3 3 8 6 1 9 6
3 8 3 4 7 9 3 9 3 7 2 0 1 7 9 3 1 8 1 9
9 1 3 1 5 5 0 2 4 8 2 6 4 3 0 9 7 3 0 6
1 4 1 8 2 2 9 1 4 1 2 0 1 7 9 8 2 9 7 5
9 1 1 8 6 0 2 6 8 9 5 0 2 8 3 1 0 1 7 6
1 9 7 4 0 7 8 1 0 0 5 1 8 6 0 5 9 9 6 8
3 7 6 9 1 2 8 9 4 8 1 7 4 6 0 1 1 0 0 4
5 9 5 2 6 2 3 9 3 8 4 3 2 5 9 9 5 1 5 8
3 9 4 8 9 0 4 7 3 4 1 6 3 9 6 4 9 2 4 1
9 8 4 6 2 2 5 1 9 7 2 9 7 3 3 7 0 5 4 1
1 1 5 6 7 9 0 3 5 4 2 7 5 3 0 4 4 0 9 7
6 9 6 0 9 8 6 1 4 9 7 6 2 1 4 1 7 1 2 4
3 4 2 3 7 0 6 6 6 7 3 7 5 2 0 5 9 1 8
5 5 5 7 9 2 9 6 4 9 0 4 9 2 6 6 4 7 9 4

dificultad
0 1 2 3 4 5 6 7

SOPA DE NÚMERO BIOMÉDICA 7

Toracocentesis: Punción de la cavidad pleural, generalmente con el objeto de tomar una muestra diagnóstica o evacuar un derrame pleural.

Codificación: ___ ___ ___ ___ ___ ___ ___ ___ ___ ___ ___ ___ ___
___

Satelitosis: Acumulación de células neurogliales alrededor de las neuronas dañada, por extensión, acumulación de células inflamatorias alrededor de las células individuales dañadas; por ejemplo, hepatocitos.

Codificación: ___ ___ ___ ___ ___ ___ ___ ___ ___ ___ ___

Eticista: Individuo que estudia e investiga en ética.

Codificación: ___ ___ ___ ___ ___ ___ ___ ___

Neutralización: Anulación de un determinado efecto. Procedimiento químico para eliminar el carácter ácido o básico de un determinado compuesto.

Codificación: ___ ___ ___ ___ ___ ___ ___ ___ ___ ___ ___ ___ ___
___

Hiperfosfaturia: Elevación de los niveles de fosfato en la orina por encima de los valores de referencia, que en un adulto oscilan alrededor de 950 mg en 24 horas.

Codificación: ___ ___ ___ ___ ___ ___ ___ ___ ___ ___ ___ ___
___ ___

```
9 2 5 1 6 0 6 4 3 7 4 0 4 8 5 7 4 7 6 1
3 6 0 2 0 1 0 7 2 7 6 0 2 6 5 5 9 5 1 1
5 6 1 8 1 9 6 8 4 5 6 4 4 1 6 9 2 7 4 6
0 7 7 0 2 9 6 6 9 9 9 3 5 2 6 2 2 1 5 4
3 3 9 0 9 1 3 2 2 0 7 5 6 9 6 9 5 8 2 2
9 8 9 3 2 2 0 9 5 6 3 0 2 4 9 0 4 8 2 3
9 6 2 3 0 2 3 6 2 4 6 3 8 1 6 2 3 0 2 3
1 3 8 5 9 1 9 0 3 0 3 4 6 4 7 5 6 2 1 8
8 3 4 4 7 2 6 2 1 5 2 2 2 9 8 1 7 9 1 2
2 1 8 3 9 1 5 7 6 8 9 1 0 4 4 2 3 0 9 3
0 8 4 0 6 6 5 9 2 4 7 0 1 6 3 4 0 2 1 5
9 9 5 7 3 0 0 9 0 4 7 8 3 8 8 1 5 6 1 7
5 5 4 5 2 2 0 7 3 3 3 8 0 5 6 5 2 1 2 8
9 1 6 2 5 6 3 2 7 5 5 7 0 2 3 3 7 1 9 7
6 9 6 3 2 1 9 1 1 8 3 8 9 3 5 6 5 2 2 9
9 9 1 1 0 6 0 0 6 6 1 1 1 3 0 1 3 9 7 4
5 2 4 6 8 9 4 8 8 7 7 7 4 7 0 3 5 2 1 9
9 3 6 6 1 5 9 7 9 6 9 3 4 0 1 5 1 3 8
2 8 2 8 1 5 5 3 9 8 4 4 0 7 3 9 7 5 9 7
8 9 0 3 8 7 2 4 9 8 2 1 7 4 3 1 9 1 3 1
6 2 4 9 5 1 7 8 9 7 4 0 5 9 9 6 1 2 1 7
4 4 3 4 2 9 1 7 3 5 8 0 0 4 4 1 9 1 1 4
6 4 7 3 1 8 6 4 4 3 0 7 5 1 5 1 3 0 4 8
6 7 8 5 0 0 4 0 0 3 9 3 1 7 5 2 9 2 8 5
```

dificultad
0 1 2 3 4 5 6 7

SOPA DE NÚMERO BIOMÉDICA 8

Xenograft: Proceso de implantación de células de una especie en otra distinta, por ejemplo, implantación de células tumorales humanas en un ratón.

Codificación: ___ ___ ___ ___ ___ ___ ___ ___ ___

Diatermia: Calentamiento profundo del cuerpo mediante radiaciones electromagnéticas en la gama de las frecuencias de 10^6-10^{10} Hz. Se utiliza como tratamiento sobre los tejidos de partes blandas o, en cirugía, como sistema de corte o termocoagulación. El efecto térmico se produce como consecuencia de la transformación energética en la zona tratada.

Codificación: ___ ___ ___ ___ ___ ___ ___ ___ ___

Sagú: Relativo al aspecto macroscópico del bazo en la amiloidosis sistémica, por analogía con el tubérculo de algunas plantas, rico en fécula. El material amiloide de color gris y aspecto homogéneo es similar a la fécula.

Codificación: ___ ___ ___ ___

Induración: Endurecimiento del tejido cutáneo y subcutáneo. Induración plástica del pene. Induración con fibrosis de los cuerpos cavernosos del pene.

Codificación: ___ ___ ___ ___ ___ ___ ___ ___ ___ ___

Radiomarcaje: Incorporación de un radionúclido a una molécula, bien sea mediante síntesis química o mediante la formación de complejos.

Codificación: ___ ___ ___ ___ ___ ___ ___ ___ ___ ___ ___ ___

```
0 6 1 5 0 9 3 4 6 5 8 7 4 8 1 9 6 2 7 2
4 0 6 2 5 0 4 9 1 4 3 8 2 8 0 9 3 3 2 5
4 7 5 2 2 6 2 2 7 2 2 1 6 4 4 5 0 9 5 4
1 8 8 0 0 8 1 2 0 6 7 1 4 7 5 1 7 6 6 3
4 3 9 3 2 6 5 2 5 1 2 7 7 3 7 6 2 3 9 6
0 2 9 1 7 6 9 3 6 6 7 6 3 1 6 0 5 3 4 6
8 1 5 8 4 3 3 9 8 1 9 3 8 7 0 6 1 4 9 9
5 9 1 3 9 4 9 3 3 2 9 1 2 0 6 7 7 0 8 4
7 1 4 9 0 4 2 8 8 0 4 1 3 8 5 8 8 2 7 4
5 4 0 0 3 6 5 2 0 7 3 4 7 5 9 8 8 8 1 0
0 9 1 5 3 1 7 5 1 5 9 7 0 6 9 2 0 1 8 7
7 1 0 7 7 6 9 7 8 9 8 3 9 0 1 9 9 1 8 7
5 6 2 7 7 8 4 1 7 6 1 8 8 4 9 4 6 9 0 9
7 1 5 0 6 5 6 0 5 2 1 3 2 0 1 2 1 6 9 5
9 3 0 2 9 9 9 4 5 1 7 9 9 5 8 3 0 5 1 3
6 1 9 5 8 8 5 4 9 9 2 7 7 3 1 5 7 8 5 6
6 1 5 5 8 1 2 7 3 4 9 1 5 0 1 7 4 1 7 2
0 9 4 6 2 0 7 2 2 3 4 9 9 6 7 1 1 5 6 5
2 3 0 2 7 8 1 7 4 5 6 0 8 4 8 6 4 6 2 3
7 1 0 0 0 2 9 7 5 5 7 7 2 0 1 3 4 0 6 0
7 1 7 9 8 4 1 5 6 2 5 7 3 0 2 6 7 9 6 9
2 0 2 9 8 5 8 1 3 2 3 8 5 7 6 8 2 5 2 0
5 5 3 3 3 9 8 7 0 7 3 1 0 6 5 8 8 6 6 3
9 5 3 3 5 7 2 6 1 5 0 8 4 4 2 2 5 4 1 8
```

→ ↓ ← ↑ ↘ ↗ ↙ ↖ dificultad
0 1 2 3 4 5 6 7

SOPA DE NÚMERO BIOMÉDICA 9

Amusia: Alteración de la percepción, del recuerdo o de la ejecución de la música. También se utiliza para denominar la falta de emoción placentera que se deriva de la audición musical.

Codificación: ___ ___ ___ ___ ___ ___

Promiscuidad: Relaciones sexuales que se caracterizan por el cambio habitual de pareja. Son causa frecuente de enfermedades de transmisión sexual.

Codificación: ___ ___ ___ ___ ___ ___ ___ ___ ___ ___ ___ ___

Barognosis: Facultad que permite conocer el peso de los objetos. En este proceso intervienen receptores cutáneos, musculares y articulares.

Codificación: ___ ___ ___ ___ ___ ___ ___ ___ ___ ___

Continencia: Capacidad de regular voluntariamente la micción y la defecación.

Codificación: ___ ___ ___ ___ ___ ___ ___ ___ ___ ___ ___

Vanillismo: Intoxicación cutánea con coriza, producida por una infestación de *pediculoides ventricosus* de los frutos de la vainilla.

Codificación: ___ ___ ___ ___ ___ ___ ___ ___ ___ ___

```
9 2 9 2 2 3 5 5 4 8 7 1 0 2 4 0 2 4 8 6
3 1 4 1 1 0 0 3 9 9 2 6 0 9 5 1 0 7 9 1
2 5 9 3 2 1 5 5 2 4 4 8 8 0 9 3 2 8 0 1
8 1 2 3 6 9 9 2 1 7 3 0 6 9 1 0 7 7 8 9
9 0 2 6 4 4 5 1 0 5 1 8 1 7 0 4 9 7 3 5
1 1 3 3 9 1 3 9 6 7 3 9 1 2 4 2 9 6 2 1
6 4 4 0 1 7 5 1 3 7 9 6 3 2 2 8 4 5 8 4
1 1 2 2 8 1 4 4 2 9 1 3 1 8 8 7 2 1 3 4
3 4 9 7 9 7 4 2 1 5 7 4 5 3 5 4 2 5 8 9
0 9 0 3 1 1 9 9 8 9 3 9 1 3 3 3 4 4 6 9
8 2 5 9 6 0 8 2 1 7 1 7 5 6 1 8 3 4 5 3
7 2 3 3 2 5 3 9 4 2 1 2 0 5 2 5 6 5 0 3
8 3 1 7 5 5 0 1 3 8 1 0 4 2 2 0 6 5 8 0
8 0 6 3 8 6 9 7 5 3 7 2 8 1 1 2 9 7 9 4
8 2 4 1 4 4 1 9 7 8 5 7 9 7 6 9 9 2 8 5
7 9 8 5 7 6 4 1 0 7 1 0 5 2 6 1 5 3 0 5
0 3 9 5 0 0 3 9 4 3 4 7 4 6 0 3 3 2 8 5
6 1 1 4 8 9 6 7 3 2 4 3 8 4 7 1 3 6 4 1
9 6 7 2 9 4 6 8 5 1 1 3 3 4 3 4 3 3 4 0
4 1 3 6 8 1 9 8 0 1 2 0 4 6 0 4 6 1 5 1
0 9 1 9 0 2 2 2 3 1 1 9 3 0 6 3 8 0 6 0
8 1 1 5 1 2 0 7 3 9 3 0 3 6 7 3 1 1 0 7
9 7 7 8 4 1 2 3 5 8 2 6 5 0 5 5 0 0 7 3
9 1 8 8 9 4 9 4 0 2 6 2 4 5 8 5 3 1 6 3
```

→ ⊦ ← ↑ ↘ ↗ ↖ ↘ dificultad
0 1 2 3 4 5 6 7

SOPA DE NÚMERO BIOMÉDICA 10

Lisencefalia: Alteración de la migración neuronal entre el tercer y sexto mes de gestación por la que no se forman circunvoluciones y como resultado el córtex cerebral es plano. Suele ser un trastorno esporádico.

Codificación: ___ ___ ___ ___ ___ ___ ___ ___ ___ ___ ___ ___

Uricosúrico: Sustancia que aumenta la eliminación de ácido úrico a través del riñón; por ejemplo, provenecid, sulfinpirazona, etc.

Codificación: ___ ___ ___ ___ ___ ___ ___ ___ ___ ___ ___

Fotopsia: Sensación luminosa, como de chispas o relámpagos, debida, por lo general, a una afección de la retina. Hiperestesia óptica a la luz que se observa en las encefalitis difusas, en algunas intoxicaciones y en ciertos estados de excitación mental.

Codificación: ___ ___ ___ ___ ___ ___ ___ ___

Onicogrifosis: Uña curvada en forma de gancho.

Codificación: ___ ___ ___ ___ ___ ___ ___ ___ ___ ___ ___ ___ ___

Kilovoltaje: Diferencia de potencial aplicada entre al cátodo y el ánodo de un tubo de rayos X para generar el choque de electrones con el ánodo y producir fotones de rayos X.

Codificación: ___ ___ ___ ___ ___ ___ ___ ___ ___ ___ ___

```
1 6 1 4 9 3 1 6 7 1 9 9 6 1 6 2 0 9 2 0
1 9 7 8 1 5 9 1 2 8 1 7 5 6 8 4 9 4 9 9
9 7 3 7 2 2 7 1 7 8 2 9 0 0 1 9 3 4 0 1
2 9 0 7 0 3 2 5 5 0 4 4 9 0 3 4 3 3 1 1
1 9 8 7 4 7 8 3 2 2 1 3 7 2 9 7 2 0 1 2
1 8 6 5 4 8 1 7 9 0 5 3 7 2 3 5 6 9 8 3
6 1 1 0 5 8 6 9 0 1 4 9 9 8 1 7 1 4 1 9
5 1 1 1 2 7 0 7 7 7 9 1 5 7 8 7 3 5 3 0
3 8 6 1 6 9 7 0 2 5 7 4 0 0 5 3 9 7 7 5
4 8 9 1 6 9 0 6 7 7 2 1 9 4 7 5 9 8 8 1
1 8 2 2 6 7 5 5 8 1 2 9 4 9 4 0 1 1 3 1
5 5 6 2 4 5 1 3 3 0 4 7 5 4 6 8 2 7 3 5
0 1 7 1 3 0 4 7 9 9 1 3 9 0 3 8 3 8 2 4
2 8 0 6 2 0 3 7 1 7 2 0 1 4 7 1 0 0 5 3
9 0 2 1 2 2 2 1 6 0 2 6 0 4 6 7 2 3 8 2
2 2 1 3 9 0 4 3 2 3 9 9 5 0 7 0 6 6 2 3
1 4 2 2 9 1 8 3 6 3 9 8 4 0 0 2 1 4 5 8
3 8 3 6 5 8 9 9 0 1 4 3 2 9 8 9 3 9 3 7
5 6 4 1 8 2 8 2 2 4 6 4 0 7 7 0 9 4 6 3
6 1 6 2 1 1 6 1 7 2 0 9 1 1 5 0 9 1 6 8
0 3 0 1 1 6 0 1 9 3 3 4 6 1 5 1 1 8 1 9
0 0 5 9 7 1 2 7 8 2 2 3 1 0 2 8 2 9 9 5
2 6 1 1 7 2 8 4 2 7 0 4 6 8 8 4 2 5 8 5
0 2 6 1 0 2 3 2 2 2 4 2 4 5 8 6 9 4 1 5
```

→ ↓ ← ↑ ↖ ↗ ↙ ↘ dificultad
0 1 2 3 4 5 6 7

SOPA DE NÚMERO BIOMÉDICA 11

Filtrum: Área anatómica situada en la zona media del labio superior, limitada cranealmente por la base de la columella, caudalmente por la unión cutáneo-mucosa del labio, y en sus límites laterales por las crestas cutáneas.

Codificación: ___ ___ ___ ___ ___ ___ ___

Neurastenia: Trastorno neurótico que se caracteriza por la presencia de quejas continuas, de un molesto cansancio tras el esfuerzo mental o de debilidad física ante esfuerzos mínimos. Se acompaña con frecuencia de dolores musculares, mareos, cefaleas de tensión, trastornos del sueño, incapacidad para relajarse, irritabilidad y dispepsia.

Codificación: ___ ___ ___ ___ ___ ___ ___ ___ ___ ___ ___

Barrido: Técnica de examen que permite el reconocimiento de una superficie. Se aplica tanto al microscopio electrónico como a la radiología, seguida de tomografía computarizada.

Codificación: ___ ___ ___ ___ ___ ___ ___

Klexografía: Figura simétrica que se obtiene vertiendo tinta sobre un papel que se dobla y se aplasta por el centro. Es el método utilizado para crear las láminas del Test Proyectivo de Personalidad de Rorschach.

Codificación: ___ ___ ___ ___ ___ ___ ___ ___ ___ ___ ___

Melanohidrosis: Sudoración de color oscuro.

Codificación: ___ ___ ___ ___ ___ ___ ___ ___ ___ ___ ___ ___ ___
___

```
8 4 1 2 1 1 0 7 6 2 0 9 8 3 0 8 5 5 1 2
6 6 1 1 5 4 6 2 5 6 6 3 6 4 8 4 7 1 2 6
2 6 7 1 1 5 2 0 5 1 0 6 9 4 4 2 6 8 8 0
3 9 9 9 1 2 5 5 8 4 0 5 9 9 2 8 6 4 8 2
9 0 7 1 7 2 3 5 1 0 2 1 3 5 2 4 9 7 0 9
8 8 4 9 2 1 5 5 2 9 5 2 7 3 2 0 5 9 0 0
4 2 8 9 9 9 4 2 6 8 5 3 8 1 8 7 9 3 5 2
2 7 7 4 7 1 9 9 5 6 3 4 1 9 4 2 9 9 2 6
3 8 5 1 4 2 7 5 3 1 5 9 0 2 2 6 9 3 6 1
0 0 6 6 4 0 8 9 3 9 6 5 0 9 1 5 5 4 0 9
6 9 3 9 7 2 6 5 3 7 4 7 3 7 3 5 2 2 1 1
3 1 2 3 4 1 9 6 3 5 1 7 1 0 1 2 0 7 4 4
7 4 2 5 6 5 1 3 0 2 8 8 6 9 2 6 4 8 2 9
0 5 5 2 6 1 1 2 7 2 9 3 6 9 1 7 8 0 5 8
5 7 3 5 5 4 1 0 0 5 8 4 1 1 2 6 4 1 4 6
1 5 6 4 2 9 9 2 4 8 9 6 9 7 2 4 3 5 6 1
6 8 0 3 9 1 2 6 6 6 3 9 2 1 7 2 2 0 4 4
0 7 9 8 1 8 0 8 2 5 3 0 9 5 7 4 0 7 1 1
9 7 0 2 6 3 1 2 2 9 1 1 2 2 1 9 6 6 7 1
1 3 6 2 9 5 6 9 7 1 1 9 3 5 5 0 0 2 0 2
6 4 2 4 9 2 3 1 9 8 0 5 1 6 2 8 3 8 9 1
2 0 7 1 4 3 2 5 2 4 5 4 7 7 9 3 3 6 7 5
5 4 8 6 2 7 6 7 1 4 8 1 9 7 6 6 5 8 5 3
9 2 4 7 6 1 0 0 6 0 0 1 7 8 9 3 0 4 0 1
```

→ ↓ ← ↑ ↘ ↗ ↖ ↗ dificultad
0 1 2 3 4 5 6 7

SOPA DE NÚMERO BIOMÉDICA 12

Yeyunografía: Estudio radiológico realizado con contraste ingerido por vía oral para la valoración morfológica y funcional del intestino delgado en su porción yeyunal y la obtención de imágenes con fines diagnósticos.

Codificación: ___ ___ ___ ___ ___ ___ ___ ___ ___ ___ ___ ___

Hipoglucemiante: Que disminuye la concentración de glucosa en la sangre.

Codificación: ___ ___ ___ ___ ___ ___ ___ ___ ___ ___ ___ ___ ___
___ ___

Trazador: Isótopo o sustancia que incorporado a las células puede localizarlas, mediante un detector de radiación o por métodos histoquímicos, según los casos, y conocer de este modo su distribución en el organismo, o bien el camino que ha seguido.

Codificación: ___ ___ ___ ___ ___ ___ ___ ___

Abreacción: En la terapia psicoanalítica, proceso de descargar la tensión psíquica generada por una experiencia traumática, reviviéndola mediante su verbalización o a través de actos, en general en presencia del terapeuta. Es un término utilizado por Breuer y por Freud (1895) y puede suceder en el transcurso de una psicoterapia, en la hipnosis o espontáneamente. El término también se aplica dentro del método de la catarsis.

Codificación: ___ ___ ___ ___ ___ ___ ___ ___ ___ ___

Saturnismo: Envenenamiento por plomo.

Codificación: ___ ___ ___ ___ ___ ___ ___ ___ ___ ___

```
3 8 1 0 7 6 3 8 6 9 4 3 6 6 5 6 2 6 0 7
3 5 3 7 9 3 7 0 3 3 1 7 0 4 9 6 2 1 2 6
0 9 5 3 6 8 0 6 6 1 2 7 7 7 9 0 7 0 0 7
2 7 1 5 1 2 5 6 6 4 0 3 1 6 8 4 9 3 1 4
1 2 2 2 7 2 8 3 8 5 1 8 8 3 2 7 3 6 2 1
1 2 4 1 6 5 1 9 4 5 5 9 3 5 6 9 7 1 1 9
9 5 1 9 1 1 0 9 4 8 1 9 4 7 5 6 2 9 2 3
1 2 1 2 5 6 0 0 5 9 3 3 4 0 2 0 3 1 2 8
2 2 9 3 9 2 3 1 0 1 3 0 7 1 2 0 8 7 1 5
7 0 3 6 5 3 8 2 5 4 3 1 9 3 7 6 1 6 9 0
1 4 1 7 9 4 9 9 7 9 8 3 3 6 3 7 7 1 1 2
4 3 5 4 4 4 9 0 5 6 7 7 9 8 7 4 0 4 4 5
1 8 3 5 7 6 0 7 3 7 4 2 2 3 2 8 0 1 9 0
6 5 2 3 8 5 6 5 7 5 6 4 6 4 1 6 8 2 2 2
1 7 2 5 2 9 3 0 5 2 9 4 8 2 4 1 5 2 0 8
9 9 2 6 4 2 2 2 3 1 9 2 4 8 3 7 4 6 1 5
4 0 1 3 3 5 6 3 6 3 8 8 3 7 8 5 0 2 3 5
6 1 7 9 5 4 6 4 7 9 6 6 1 0 0 2 0 5 1 7
4 5 6 3 4 8 7 0 8 7 0 0 5 5 8 5 1 6 6 9
7 7 1 8 4 4 0 2 1 2 9 0 5 4 4 8 6 2 5 4
9 8 7 9 9 5 9 7 9 7 6 5 3 4 8 1 9 7 6 0
0 6 1 2 0 1 9 8 6 9 5 6 6 9 2 6 2 3 5 1
7 1 9 0 0 1 1 1 4 5 3 6 0 5 2 7 5 7 9 4
2 3 8 5 6 8 3 3 3 3 1 1 2 5 1 4 1 7 2 0
```

→ ↓ ← ↑ ↘ ↗ ↙ ↖ dificultad
0 1 2 3 4 5 6 7

SOPA DE NÚMERO BIOMÉDICA 13

Gauss: Unidad en el sistema tradicional de densidad de flujo de un campo magnético (el campo magnético terrestre oscila entre 0,3 y 0,7 Gauss). En el actual sistema internacional ha sido sustituido por el Tesla.

Codificación: ___ ___ ___ ___ ___

Obsesión: Pensamiento, impulso o imagen recurrente y persistente, que se experimenta en algún momento del trastorno como intruso e inapropiado (aunque se reconoce como producto de la propia mente).

Codificación: ___ ___ ___ ___ ___ ___ ___ ___

Lúnula: Porción visible de la matriz de la uña, de color blanquecino y forma de medialuna.

Codificación: ___ ___ ___ ___ ___ ___

Disociación: Mecanismo de defensa por el que el individuo se enfrenta a conflictos emocionales y a amenazas de origen interno o externo, alterando temporalmente las funciones de integración de la conciencia, de la memoria, de la percepción de uno mismo o del entorno y del comportamiento sensorial o motor. Es el mecanismo de defensa central de los trastornos de conversión y de los trastornos disociativos.

Codificación: ___ ___ ___ ___ ___ ___ ___ ___ ___ ___ ___

Juicio: Acto del pensamiento que constituye la conclusión de un razonamiento. Capacidad del psiquismo para conocer bien, entender de forma clara y evaluar adecuadamente pensamientos, actos o situaciones y generar consecuentemente una acción inmediata y concreta o instaurar una línea de conducta determinada.

Codificación: ___ ___ ___ ___ ___ ___

7 0 6 3 2 3 8 2 9 0 5 0 4 6 0 9 1 9 1 0
3 5 8 0 0 2 2 7 9 8 4 1 0 7 3 1 4 1 6 4
1 5 0 9 4 6 0 0 2 9 8 4 2 3 5 8 7 4 5 9
9 9 2 8 7 6 4 8 1 0 9 6 0 0 8 1 9 5 2 6
8 9 3 8 1 1 9 4 0 3 2 2 9 0 4 1 2 1 9 5
9 5 8 9 7 4 6 9 2 9 6 9 0 2 9 9 5 6 1 4
3 1 0 6 6 8 4 2 3 7 7 4 0 5 9 8 6 4 9 9
1 2 4 9 7 9 8 7 2 7 1 8 0 3 2 5 4 3 9 2
3 4 2 6 2 4 2 6 3 0 6 7 4 3 2 8 8 8 6 0
7 0 4 9 6 2 3 2 1 4 5 0 4 1 6 8 8 1 6 1
9 9 8 4 8 1 3 9 8 6 2 2 9 9 0 1 4 2 5 6
8 4 8 9 7 6 5 2 3 9 3 5 0 9 2 9 0 9 4 3
3 7 0 8 9 7 4 9 2 5 5 0 0 9 3 8 4 5 6 9
5 4 9 2 2 1 8 7 6 9 7 7 8 0 3 9 4 3 9 1
6 4 0 2 4 9 2 1 8 4 7 8 4 5 8 1 1 6 5 3
1 2 3 2 1 4 2 2 1 2 1 6 9 4 0 2 1 1 1 1
2 9 1 4 9 6 7 7 8 4 2 1 8 9 9 5 0 4 6 3
5 0 0 2 8 5 2 9 7 8 2 9 8 4 8 2 1 2 6 1
4 6 0 4 0 8 8 0 9 1 2 3 9 5 5 9 2 1 2 1
5 3 4 1 4 7 2 7 8 0 0 9 2 0 8 1 4 7 6 4
5 0 5 6 3 9 1 7 0 6 2 2 3 6 4 7 3 3 7 7
6 6 9 6 2 7 7 2 9 0 0 2 5 7 2 8 2 8 5 6
7 8 2 0 9 7 4 6 9 1 5 0 3 5 3 1 7 4 9 8
8 4 2 7 1 8 9 7 8 2 1 1 8 1 7 1 8 9 9 3

→ ↓ ← ↑ ↖ ↗ ↙ ↘ dificultad
0 1 2 3 4 5 6 7

SOPA DE NÚMERO BIOMÉDICA 14

Valvulotomía: Corrección quirúrgica de una válvula cardíaca estenótica mediante la escisión quirúrgica de las adherencias cicatriciales de las comisuras (comisurotomía) y el aparato subvalvular.

Codificación: ___ ___ ___ ___ ___ ___ ___ ___ ___ ___ ___ ___

Biotina: Vitamina del grupo B, que funciona como coenzima en diversas reacciones de carboxilación. Abunda en muchos alimentos y es sintetizada por las bacterias intestinales. Su deficiencia es rara, aunque puede aparecer cuando se consumen muchos huevos crudos, debido a la presencia en ellos de la proteína avidina.

Codificación: ___ ___ ___ ___ ___ ___ ___

Iluminismo: Excitación cerebral, acompañada de alucinaciones, que hacen creer en revelaciones (profecías, creación de sectas religiosas, etc.).

Codificación: ___ ___ ___ ___ ___ ___ ___ ___ ___ ___

Transducción: Introducción de un ácido nucleico exógeno en una célula por medio de un virus. Originalmente designaba la transferencia de material genético entre bacterias por medio de un fago.

Codificación: ___ ___ ___ ___ ___ ___ ___ ___ ___ ___ ___ ___

Reductasa: Enzima capaz de reducir un sustrato, entre otros ejemplos destaca la enzima 5-alfa-reductasa, que amplifica la acción androgénica al transformar testosterona en dihidrotestosterona.

Codificación: ___ ___ ___ ___ ___ ___ ___ ___ ___

```
2 6 8 7 3 6 4 9 1 4 7 2 4 6 2 2 7 4 7 0
7 4 9 0 0 9 9 5 8 0 1 4 0 3 7 5 1 4 6 3
3 3 1 1 2 1 9 6 7 6 7 7 7 9 6 1 7 9 8 0
8 5 1 1 2 4 9 4 8 7 4 0 8 5 1 6 8 8 7 0
7 9 3 8 3 2 8 5 3 8 7 1 7 0 3 8 5 6 5 1
9 0 3 1 1 9 2 7 4 9 1 9 5 4 6 8 2 7 4 4
8 9 1 6 2 1 3 1 4 2 8 8 9 6 5 2 6 5 5 2
8 6 6 2 9 1 2 3 3 4 2 2 3 2 8 8 1 5 9 3
2 3 1 9 3 8 5 9 2 9 5 3 7 0 8 7 0 4 3 4
9 0 1 6 6 1 0 9 7 2 1 3 3 8 8 9 0 9 5 2
1 6 2 3 4 8 5 4 2 1 4 4 1 2 1 0 5 0 2 9
6 3 6 7 2 5 6 6 4 1 2 0 9 5 1 0 7 7 0 8
2 3 1 2 0 2 4 7 3 9 2 7 2 2 2 1 9 3 0 9
1 4 2 7 3 0 3 1 1 0 3 1 2 4 0 1 2 2 8 7
9 1 1 8 3 7 9 4 1 7 2 8 5 9 1 1 0 0 0 6
1 7 2 7 4 6 9 8 9 0 0 2 3 4 6 1 3 0 1 9
4 5 2 6 3 5 8 8 8 4 3 3 4 8 0 7 9 1 2 0
1 6 3 1 8 5 8 3 8 2 6 2 6 4 2 3 3 1 6 3
4 8 2 9 9 2 9 2 4 4 0 7 2 3 6 2 8 7 1 8
6 4 2 4 3 6 7 1 7 1 0 4 7 9 4 2 3 0 4 2
3 2 1 0 8 9 5 1 7 5 9 7 0 2 8 7 3 5 6 9
5 2 1 9 3 0 7 8 0 3 1 8 9 8 1 6 7 7 6 5
5 3 3 0 4 1 9 9 1 4 7 6 2 5 7 8 2 1 7 7
4 6 2 1 4 5 7 3 1 6 2 2 4 1 0 3 5 8 1 1
```

→↓←↑↘↗↙↖ dificultad
0 1 2 3 4 5 6 7

SOPA DE NÚMERO BIOMÉDICA 15

Electroforesis: Técnica que permite separar compuestos cargados eléctricamente, como las mezclas de proteínas o ácidos nucleicos, en función de su distinta movilidad en un campo eléctrico homogéneo. Las que ofrecen una mayor resolución normalmente utilizan un gel como soporte de la solución, agarosa, acrilamida o mezclas de acrilamida y agarosa. La resistencia producida por el soporte provoca que el tamaño, y no solo la carga, sea el principal determinante de la separación.

Codificación: ___ ___ ___ ___ ___ ___ ___ ___ ___ ___ ___ ___ ___
___

Xantina: Base purínica formada como producto de la degradación de adenina y guanina, pero que no se encuentra en los ácidos nucleicos. Tiene efectos estimulantes sobre el sistema nervioso y el corazón, diuréticos y broncodilatadores, por ejemplo, la cafeína, la teofilina y la teobromina.

Codificación: ___ ___ ___ ___ ___ ___ ___

Pasantía: Período de aprendizaje del estudiante de medicina al final de sus años de formación, para realizar prácticas profesionales con pacientes.

Codificación: ___ ___ ___ ___ ___ ___ ___ ___

Histéresis: Retraso de uno o dos fenómenos asociados o fallo para actuar al unísono.

Codificación: ___ ___ ___ ___ ___ ___ ___ ___ ___ ___

Leuconiquia: Blancura anormal de las uñas. Pequeñas manchas blancas en las uñas.

Codificación: ___ ___ ___ ___ ___ ___ ___ ___ ___ ___ ___

```
7 7 0 8 5 9 3 9 8 6 8 9 1 0 4 2 4 7 3 1
7 3 5 3 1 0 0 6 9 2 2 5 0 9 8 1 9 9 5 9
7 0 1 9 0 6 0 6 8 5 3 3 6 1 0 2 8 6 1 6
0 5 1 6 2 1 6 3 3 6 8 7 7 8 8 5 8 9 2 1
9 0 5 2 8 6 0 0 9 2 4 5 5 0 2 2 4 5 5 2
3 7 2 4 6 6 8 7 4 5 5 0 2 0 7 2 6 4 3 5
2 2 3 3 2 4 3 3 2 9 1 7 7 9 6 3 1 0 2 8
1 9 3 4 6 7 7 1 0 7 6 1 8 9 4 1 4 3 1 5
4 9 3 5 0 7 9 5 6 7 6 7 5 3 1 6 4 7 1 5
9 4 1 4 4 3 8 6 8 2 1 4 1 2 7 1 1 3 9 0
5 7 2 9 4 6 0 7 6 3 3 0 6 3 3 4 2 4 1 0
6 9 0 4 6 8 4 1 3 7 6 9 2 2 8 9 8 5 6 9
8 3 7 8 7 0 2 7 0 0 7 3 1 7 3 1 6 3 6 1
7 6 8 1 0 6 1 3 2 9 5 6 7 8 9 8 4 8 1 1
4 7 7 6 3 5 4 5 6 1 9 5 5 5 6 2 1 4 6 0
2 4 7 6 4 6 4 9 5 5 2 9 3 3 0 2 0 6 1 7
5 7 7 7 5 7 3 9 1 9 3 1 3 8 4 9 7 0 9 4
4 4 9 8 4 5 5 2 7 7 0 6 4 1 7 1 8 1 5 0
7 6 3 9 9 2 5 1 1 4 2 1 9 1 4 1 6 5 2 2
5 7 9 1 4 6 6 6 7 4 3 8 4 8 5 0 3 9 0 0
8 7 4 3 4 8 8 2 8 4 5 4 5 9 5 6 2 3 9 4
1 7 1 2 0 1 1 4 2 1 3 0 1 9 4 9 6 8 2 8
2 6 2 6 2 2 2 1 3 3 1 9 5 1 9 9 8 5 0 2
5 3 6 8 9 2 0 2 1 2 9 1 9 5 2 0 9 2 0 9
```

dificultad
0 1 2 3 4 5 6 7

SOPA DE NÚMERO BIOMÉDICA 16

Intelecto: Facultad de pensar.

Codificación: ___ ___ ___ ___ ___ ___ ___ ___ ___

Rosácea: Dermatosis acneiforme que se caracteriza por un intenso eritema facial con telangiectasias.

Codificación: ___ ___ ___ ___ ___ ___ ___

Cromafín: Se dice del tejido o las células que se tiñen con sales de cromo. Se encuentran en la médula suprarrenal, sistema simpático paravertebral y ganglios carotídeos. Son productores de catecolaminas. su proliferación tumoral puede dar lugar a síndromes de hipersecreción de noradrenalina y adrenalina como el feocromocitoma.

Codificación: ___ ___ ___ ___ ___ ___ ___ ___

Transductor: Parte del equipo de ultrasonido que contiene el material piezoeléctrico, generador y detector de las ondas de ultrasonido, que se coloca en la piel o se introduce en diferentes cavidades para la obtención de imágenes.

Codificación: ___ ___ ___ ___ ___ ___ ___ ___ ___ ___ ___

Glosolalia: Grave trastorno del habla, por el que el sujeto se expresa con un léxico propio, imaginario e incomprensible, formado mediante la adjudicación de nuevos sentidos a las palabras y a través de una serie de automatismos fónicos; con la convicción de estar empleando un lenguaje nuevo. Aparece en estados psicopáticos de éxtasis y también en el transcurso de trances hipnóticos y espiritistas.

Codificación: ___ ___ ___ ___ ___ ___ ___ ___ ___ ___

```
0 4 1 4 3 3 1 0 0 1 0 5 3 7 5 2 3 1 9 8
1 1 0 8 6 2 1 6 0 5 1 8 0 1 8 5 3 6 0 3
2 1 1 2 6 2 7 9 6 9 7 3 4 3 0 2 5 4 9 4
1 4 4 1 8 6 8 4 1 5 9 5 4 2 9 1 4 3 8 2
1 5 5 5 9 9 8 1 2 6 3 0 6 0 2 2 9 2 7 0
9 0 4 1 5 2 0 5 7 1 1 0 0 5 6 7 3 9 8 1
1 2 0 3 7 5 1 7 6 5 9 3 6 8 4 3 7 2 6 5
1 1 9 6 8 7 7 1 6 8 3 1 1 3 5 2 8 2 9 3
4 4 8 6 1 5 1 5 2 5 6 9 3 6 5 4 7 4 7 8
2 7 1 1 4 5 8 9 2 1 4 8 4 8 3 8 6 0 2 2
0 4 4 1 0 8 6 0 0 2 6 5 3 1 8 0 2 5 7 0
4 8 1 2 7 5 6 0 3 6 4 1 8 6 0 8 1 7 9 2
2 2 5 3 9 9 1 6 7 5 6 3 0 3 6 6 3 4 9 6
2 6 9 5 1 5 5 2 5 8 1 3 9 2 5 9 4 8 0 1
3 1 0 2 5 7 1 6 9 1 9 1 2 9 6 7 0 3 0 9
2 2 9 1 8 3 9 9 9 7 5 2 0 7 4 1 6 3 7 1
1 6 4 5 8 7 2 8 9 5 9 9 3 6 0 2 2 7 9 5
1 5 9 1 4 0 7 5 0 5 6 0 9 1 8 5 5 1 4 8
6 2 5 2 1 5 4 0 9 2 7 9 1 0 1 8 3 4 7 6
1 6 0 4 3 8 0 6 8 1 7 2 9 1 1 0 3 1 5 2
9 3 3 1 9 7 4 6 7 7 4 1 5 1 3 8 4 3 7 4
7 2 4 9 3 2 9 3 0 6 0 3 9 8 9 0 2 0 0 0
1 2 6 3 9 8 1 1 3 2 3 7 7 8 2 6 7 7 7 1
5 2 2 0 1 6 9 0 9 9 0 4 1 7 8 8 1 2 1 5
```

→ ↓ ← ↑ ↖ ↗ ↙ ↘ dificultad
0 1 2 3 4 5 6 7

SOPA DE NÚMERO BIOMÉDICA 17

Parasitismo: Tipo de asociación interespecífica que implica una relación estrecha y obligatoria en la cual uno de los asociados (el parásito) depende fisiológicamente del otro (huésped u hospedador), aunque el objeto del parasitismo no es ni mucho menos la producción de efectos dañinos o patógenos, en el curso de este tipo de relación el parásito produce un daño variable a su huésped, que puede dar lugar o no a enfermedad.

Codificación: ___ ___ ___ ___ ___ ___ ___ ___ ___ ___

Xenotrasplante: Trasplante efectuado entre miembros de diferentes especies y, por tanto, con una gran disparidad genética (ejemplo del mono o del cerdo al hombre).

Codificación: ___ ___ ___ ___ ___ ___ ___ ___ ___ ___ ___ ___ ___
___

Bacteriófago: Virus que se replica en el interior de las células bacterianas. También se denomina fago.

Codificación: ___ ___ ___ ___ ___ ___ ___ ___ ___ ___ ___

Macrografía: Escritura de tamaño superior al habitual del paciente. Se puede observar en el síndrome cerebeloso y en patologías psiquiátricas.

Codificación: ___ ___ ___ ___ ___ ___ ___ ___ ___ ___

Vasovasostomía: Técnica quirúrgica que consiste en la repermeabilización de los conductos deferentes, que han sido seccionados mediante vasectomía. Consiste en una sutura término-terminal de los extremos de los conductos deferentes seccionados con el objeto de su repermeabilización.

Codificación: ___ ___ ___ ___ ___ ___ ___ ___ ___ ___ ___ ___ ___
___

```
7 1 0 3 3 1 6 1 1 2 0 2 6 1 0 2 1 3 2 6 1 0 2 1 3 2
6 3 3 6 1 9 3 0 8 1 3 1 3 1 9 1 6 7 1 9 1 6 3 0 1 0
1 5 7 7 6 7 2 0 6 4 5 5 9 2 9 7 7 2 2 9 1 4 1 6 4 1
8 3 0 1 1 5 1 9 7 0 1 9 3 4 4 6 1 8 8 8 6 5 8 5 7 0
4 1 3 2 4 7 6 1 4 2 7 1 1 1 0 0 6 4 2 1 5 9 8 0 3 6
2 1 6 5 5 6 4 4 9 7 3 8 6 1 2 5 6 6 8 1 4 8 2 5 4 7
0 0 1 6 0 2 7 8 0 1 6 2 5 1 8 4 5 2 2 1 8 7 2 3 4 4
6 7 2 6 7 4 3 3 6 7 2 0 6 6 1 2 6 9 8 5 8 6 6 9 4 8
5 5 0 4 8 8 2 2 1 6 2 0 9 6 2 1 5 7 5 5 2 7 2 0 4 0
4 9 0 1 6 6 4 0 4 8 7 3 9 5 2 8 2 0 1 7 6 4 2 2 1 0
0 6 0 4 3 2 7 5 7 8 2 3 1 2 9 6 4 9 8 7 2 5 7 4 0 9
2 8 0 6 2 2 2 8 2 2 7 5 5 3 1 4 1 8 2 5 2 8 7 7 7 7
4 7 9 3 5 7 8 6 2 3 9 5 4 0 8 9 2 2 8 3 1 9 6 3 3 9
2 1 3 2 1 5 1 9 9 3 1 6 1 7 1 6 2 9 2 6 8 1 0 6 6 8
3 6 4 6 3 7 6 5 0 4 2 1 5 4 2 6 7 0 9 0 0 1 6 0 2 1
1 4 1 8 2 1 4 4 4 2 9 1 2 3 6 2 4 3 1 7 7 5 6 8 2 1
3 8 5 8 4 2 0 6 4 5 7 2 3 3 9 3 9 2 6 3 5 2 1 3 2 6
3 8 1 1 5 4 2 5 0 0 6 2 7 9 5 7 8 8 9 3 1 4 2 7 0 7
5 7 1 2 4 9 1 2 3 4 2 5 9 9 6 2 4 7 7 4 6 6 4 4 9 2
5 0 7 9 7 1 1 8 0 2 1 0 0 0 1 4 5 8 8 0 4 7 2 2 5 1
1 8 5 8 4 9 0 8 2 2 4 6 7 0 9 5 4 2 0 6 2 4 2 9 3 1
9 9 5 8 0 1 8 2 8 2 1 0 0 7 7 5 3 6 3 1 1 6 2 1 9 4
4 3 1 7 1 3 1 7 4 6 2 3 4 4 2 3 8 0 1 5 5 9 2 8 2 3
2 5 5 1 4 1 6 2 1 1 9 1 2 0 1 7 1 2 1 1 4 2 1 5 9 8
```

→↓←↑↘↙↖↗ dificultad
0 1 2 3 4 5 6 7

Negativismo: Comportamiento de rechazo y oposición a las solicitudes e incitaciones de los otros (negativismo pasivo) o a realizar lo contrario de lo que se les pide (negativismo activo).

Codificación: ___ ___ ___ ___ ___ ___ ___ ___ ___ ___ ___

Weber: Unidad en el sistema internacional del flujo magnético, equivalente al creado por 1 voltio/segundo.

Codificación: ___ ___ ___ ___ ___

Desinhibición: Supresión de los efectos reguladores o frenadores que una estructura funcional superior ejerce sobre otra inferior o subsidiaria, como ocurre en el escape del control cortical en una situación de daño neurológico, o en la descarga incontrolada de impulsos cuando una droga interfiere con la acción limitante o inhibidora del gaba dentro del sistema nervioso central.

Codificación: ___ ___ ___ ___ ___ ___ ___ ___ ___ ___ ___ ___ ___

Ultrafiltrado: Orina primitiva que se produce por un proceso de filtración en las membranas capilares glomerulares. Este proceso es de unos 120 ml de plasma por minuto, no precisa gasto energético y se realiza mediante la pura presión del sistema cardiovascular.

Codificación: ___ ___ ___ ___ ___ ___ ___ ___ ___ ___ ___ ___ ___

Holándrico: Se dice del rasgo fenotípico determinado por un gen situado en el cromosoma de los humanos, de forma que el varón lo transmite a todos sus hijos, pero a ninguna de sus hijas.

Codificación: ___ ___ ___ ___ ___ ___ ___ ___ ___ ___

8 7 3 9 6 6 5 6 1 8 2 7 5 9 4 0 8 4 2 2
0 1 1 4 0 1 9 5 9 0 7 0 5 6 2 5 7 3 2 2
6 3 6 3 4 9 8 7 0 3 8 2 3 1 9 1 9 6 1 6
0 0 7 1 6 0 0 2 3 5 5 0 7 9 3 7 9 6 2 1
7 9 0 4 2 7 1 1 5 7 8 6 2 4 2 8 0 1 2 1
4 2 8 6 9 2 7 6 9 0 1 8 2 5 8 8 7 3 1 5
6 7 4 7 7 8 8 5 6 2 5 7 7 3 4 5 8 1 1 8
1 3 7 5 4 0 6 1 6 3 2 7 6 6 3 6 0 0 9 6
5 6 5 4 2 4 0 6 4 5 8 8 6 0 4 3 9 2 1 6
2 3 5 0 8 0 5 7 5 4 4 1 2 7 8 1 6 9 6 7
5 6 5 4 2 1 9 5 7 4 1 4 3 6 3 5 5 3 9 3
7 3 5 9 4 6 7 1 8 7 5 9 1 5 3 9 5 2 1 1
4 2 7 0 5 3 2 9 4 3 3 0 9 2 9 5 5 9 2 8
3 7 0 5 0 5 1 8 5 8 0 1 7 3 0 0 0 1 2 4
5 5 7 6 6 3 2 8 3 1 9 0 2 1 1 6 9 2 1 4
3 9 5 0 2 7 4 0 6 5 6 2 4 8 1 6 9 1 1 7
3 6 7 7 8 6 5 4 1 8 1 9 9 8 3 6 0 7 9 8
5 9 1 7 1 3 2 5 3 0 8 2 6 3 3 4 7 5 1 7
0 6 1 4 9 4 5 0 9 4 4 0 8 3 9 9 3 4 4 3
4 0 7 8 6 3 1 5 8 4 9 7 9 4 5 3 5 1 1 7
8 5 2 2 7 5 9 2 3 2 5 2 9 9 5 8 1 8 6 9
5 0 3 4 8 5 1 9 4 3 6 6 3 7 9 5 1 1 0 5
4 3 0 2 1 6 8 8 2 5 6 3 0 1 6 5 1 0 4 1
3 8 6 4 8 0 5 1 8 0 6 9 3 9 4 9 7 9 2 2

dificultad
0 1 2 3 4 5 6 7

SOPA DE NÚMERO BIOMÉDICA 19

Lisozima: Enzima glicosidasa presente en las lágrimas que hidroliza el componente glucosídico de la pared celular bacteriana.

Codificación: ___ ___ ___ ___ ___ ___ ___ ___

Gatillo: Es aquella zona o punto en la superficie corporal que al ser palpado reproduce el dolor referido por el paciente.

Codificación: ___ ___ ___ ___ ___ ___ ___

Tenífugo: Que produce la expulsión o eliminación intestinal de las tenias.

Codificación: ___ ___ ___ ___ ___ ___ ___ ___

Antracosis: Pigmentación exógena por partículas de carbón, que afecta a la piel o a la lengua. Es una variedad de neumoconiosis producida por la inhalación de polvo de carbón, que se deposita en los alvéolos y en el intersticio pulmonar, y en ocasiones se acompaña de proliferación subpleural de tejido conjuntivo e hialinosis secundaria. El depósito masivo causa fibrosis pulmonar.

Codificación: ___ ___ ___ ___ ___ ___ ___ ___ ___ ___

Jerarquía: Establecimiento de niveles y prioridades en las conductas, objetivos o necesidades humanas.

Codificación: ___ ___ ___ ___ ___ ___ ___ ___ ___

```
6 2 4 1 6 0 8 3 8 8 2 5 5 4 7 9 9 6 5 5
7 2 7 0 1 0 3 2 2 8 1 9 1 1 9 1 5 0 1 0
6 0 0 0 7 9 5 6 9 6 8 3 2 1 2 0 7 2 2 8
3 7 4 4 2 1 3 7 8 8 0 2 3 8 9 1 6 8 3 7
6 7 5 4 8 9 8 6 6 2 8 9 7 4 2 0 7 2 4 7
0 4 2 0 6 0 0 1 3 1 3 3 9 8 7 0 0 4 7 1
2 5 1 1 1 5 0 2 0 0 9 9 0 3 0 0 2 8 2 8
9 7 2 2 8 0 4 4 6 5 3 8 4 1 8 3 3 4 0 7
0 6 4 1 5 4 2 6 4 1 5 3 9 2 8 2 2 1 1 1
6 1 9 7 5 2 4 6 7 4 3 4 4 7 1 5 4 4 0 3
8 9 2 4 2 1 9 4 1 3 5 1 0 0 6 9 4 0 7 8
8 5 6 9 8 4 4 7 5 2 7 8 9 7 7 5 1 0 5 2
7 7 4 8 2 7 0 3 3 1 9 7 0 1 7 1 4 0 8 2
1 5 6 7 1 0 4 4 0 8 2 9 3 9 1 7 7 3 1 2
2 3 0 6 8 0 1 8 6 6 5 3 8 4 0 2 2 7 6 2
1 9 6 1 1 8 4 6 6 4 2 0 4 9 1 9 4 3 9 9
9 3 3 6 9 8 6 1 2 1 1 2 7 2 5 4 3 1 6 6
1 0 9 0 4 2 7 3 6 7 4 5 7 7 5 6 5 1 1 7
2 2 0 1 7 3 2 8 1 4 9 0 6 1 8 0 1 1 3 7
1 5 7 6 9 5 7 4 8 4 9 1 2 8 6 1 3 9 0 3
2 9 8 4 4 4 0 5 3 2 5 1 3 2 0 1 1 7 7 0
1 5 8 1 4 6 4 7 4 6 1 6 0 1 4 6 7 2 0 4
6 6 6 7 4 3 1 6 7 3 2 1 3 0 5 4 4 9 3 7
2 6 8 1 7 9 9 4 8 1 6 1 8 6 7 5 9 0 6 7
```

→ ↓ ← ↑ ↘ ↗ ↖ ↗ dificultad
0 1 2 3 4 5 6 7

SOPA DE NÚMERO BIOMÉDICA 20

Sofocación: Asfixia mecánica en que la muerte sobreviene por anoxia anóxica, sin otros mecanismos sobreañadidos. Hay sofocación en la oclusión de los orificios respiratorios, en la oclusión intrínseca de las vías respiratorias o atragantamiento y en la compresión toraco-abdominal.

Codificación: ___ ___ ___ ___ ___ ___ ___ ___ ___ ___

Febrícula: Fiebre de escasa magnitud (menor de 38° c), especialmente aquella referida a una larga duración y de causa desconocida.

Codificación: ___ ___ ___ ___ ___ ___ ___ ___ ___

Omofagia: Ingestión de alimentos crudos.

Codificación: ___ ___ ___ ___ ___ ___ ___ ___

Vaginoplastia: Intervención quirúrgica, realizada sobre la vagina, para corregir el cistocele y/o rectocele.

Codificación: ___ ___ ___ ___ ___ ___ ___ ___ ___ ___ ___ ___ ___

Evocación: Una de las fases del proceso de la memoria en la que, de forma espontánea o voluntaria, se hace presente algún material almacenado en la misma.

Codificación: ___ ___ ___ ___ ___ ___ ___ ___ ___

```
5 9 2 7 0 9 2 4 5 8 7 0 6 8 4 4 8 5 4 0
1 0 6 6 4 0 7 2 4 5 4 4 6 4 4 3 0 0 6 9
8 9 7 1 6 9 7 5 6 7 7 1 5 1 4 1 2 1 2 1
5 7 9 0 8 3 4 3 3 8 2 9 7 9 2 8 6 1 4 3
2 3 1 8 5 1 4 4 3 4 9 5 2 1 3 8 0 3 7 8
3 2 9 9 4 9 1 8 1 5 8 3 2 0 4 1 3 7 3 2
1 3 5 0 7 0 4 1 9 9 2 2 3 1 1 4 3 4 9 1
6 5 2 5 7 1 7 7 3 3 3 6 0 2 4 9 7 4 8 2
3 8 1 2 7 6 6 3 1 0 8 6 9 4 8 6 5 9 6 6
1 4 6 8 6 4 6 6 3 3 0 4 9 3 0 6 3 7 4 2
3 4 6 4 3 1 4 9 1 6 9 6 3 0 1 7 8 0 4 5
9 7 3 3 9 9 1 1 3 3 8 1 0 1 2 6 0 7 2 0
3 0 7 7 0 2 8 4 6 1 1 2 0 3 4 8 2 1 6 7
1 9 4 4 5 1 5 9 2 3 1 6 3 9 5 8 7 0 9 9
1 6 5 6 4 8 4 6 9 2 5 8 1 1 1 0 2 9 4 4
4 4 1 1 3 9 3 1 3 6 1 6 6 1 0 2 7 7 3 8
1 7 6 8 5 9 9 0 0 8 2 9 1 1 1 3 4 0 9 5
5 3 8 4 8 2 4 7 1 6 3 9 9 9 5 0 5 2 9 5
1 3 1 8 2 4 6 5 1 2 8 0 3 7 3 4 5 7 8 1
1 9 6 3 6 7 8 6 3 7 9 9 4 0 7 0 1 0 0 2
2 3 1 7 9 1 4 1 6 1 7 1 2 1 2 0 2 1 9 1
9 3 8 6 1 7 1 9 9 5 3 9 1 1 6 9 4 0 2 4
3 2 8 3 3 7 2 3 6 3 5 2 6 1 7 4 0 4 0 4
4 9 5 7 0 3 1 5 7 5 4 8 2 1 5 8 9 0 5 8
```

dificultad
0 1 2 3 4 5 6 7

SOPA DE NÚMERO BIOMÉDICA 21

Egocentrismo: Exagerada exaltación de la propia personalidad, hasta considerarla como centro de la atención y actividad generales.

Codificación: ___ ___ ___ ___ ___ ___ ___ ___ ___ ___ ___ ___

Neuroeje: Conjunto de órganos que constituyen el sistema nervioso central: el encéfalo y la médula espinal forman parte del neuroeje.

Codificación: ___ ___ ___ ___ ___ ___ ___ ___

Sinequia: Cualquier tipo de adherencia, pero se utiliza fundamentalmente este término para referirse a las adherencias del iris con las estructuras vecinas.

Codificación: ___ ___ ___ ___ ___ ___ ___ ___

Culicida: Que mata mosquitos. Insecticida propio para matar mosquitos.

Codificación: ___ ___ ___ ___ ___ ___ ___ ___

Litotricia: Es un procedimiento de pulverización o fragmentación de los cálculos que haya en las vías urinarias, riñón o vejiga para que puedan ser expulsados por la uretra y que utiliza ondas de choque para desintegrar cálculos. Después del procedimiento, los diminutos pedazos de los cálculos salen del cuerpo a través de la orina.

Codificación: ___ ___ ___ ___ ___ ___ ___ ___ ___ ___

```
9 1 4 5 2 2 1 9 1 6 5 1 0 5 9 8 7 4 6 0
0 7 5 2 2 8 6 4 8 7 9 2 2 7 4 5 5 3 6 5
0 3 1 4 1 9 6 0 3 0 5 9 0 7 9 9 7 1 2 8
7 2 4 9 2 0 7 4 0 3 9 0 0 8 9 3 3 1 6 5
0 2 1 8 6 1 6 1 0 1 9 1 9 3 0 1 2 3 8 5
4 1 0 2 7 4 7 5 8 3 6 5 9 6 0 0 2 8 7 2
2 2 4 2 9 5 0 8 1 8 3 8 2 2 8 1 1 6 9 3
0 9 1 8 9 2 0 3 6 1 4 2 9 7 8 1 6 6 6 6
9 3 9 4 6 1 1 0 0 1 7 9 9 9 7 3 8 1 3 9
1 9 0 8 9 0 7 1 6 2 1 8 2 5 4 7 7 0 3 8
4 4 2 6 5 8 1 1 6 1 9 2 5 2 8 1 1 3 2 6
5 1 1 6 8 1 9 2 2 2 8 3 5 5 9 9 2 7 3 4
1 1 7 8 4 9 2 4 7 7 1 3 0 9 8 0 5 6 9 6
8 1 3 8 2 7 1 7 2 7 1 1 6 5 1 8 1 4 1 5
2 9 7 3 0 5 4 8 9 9 0 2 9 5 7 8 9 2 2 7
2 2 2 9 3 9 3 2 5 9 1 7 2 9 9 1 2 1 4 8
9 4 3 6 2 9 5 9 7 2 0 5 7 6 3 4 8 4 4 5
1 0 1 9 5 9 2 9 1 3 1 0 1 2 3 9 4 1 5 8
8 7 1 7 7 8 2 8 8 3 7 3 1 7 8 9 1 7 7 3
5 5 4 9 6 4 2 4 2 5 3 2 1 0 3 5 2 1 4 8
7 4 2 2 6 6 0 8 3 5 4 5 0 2 7 7 7 5 9 4
8 3 0 0 8 4 6 6 2 7 8 1 5 7 8 5 7 7 5 6
8 3 9 0 7 9 3 3 0 6 0 6 0 1 6 6 2 4 7 0
3 3 8 2 8 5 2 6 1 6 9 3 8 6 7 5 3 3 9 6
```

→ ↓ ← ↑ ↘ ↗ ↖ ↘ dificultad (7)
0 1 2 3 4 5 6 7

SOPA DE NÚMERO BIOMÉDICA 22

Insuflación: Introducción de aire en una cavidad u órgano.

Codificación: ___ ___ ___ ___ ___ ___ ___ ___ ___ ___ ___

Poliandria: Estado o condición de aquella mujer que mantiene matrimonios simultáneos con varios hombres.

Codificación: ___ ___ ___ ___ ___ ___ ___ ___ ___ ___

Abulomanía: Trastorno mental donde la persona carece de fuerza de voluntad y/o tiene indecisión patológica, lo cual provoca que constantemente revalúe las elecciones que hace y las tiende a calificar de una manera negativa.

Codificación: ___ ___ ___ ___ ___ ___ ___ ___ ___ ___

Hemibalismo: Conjunto de movimientos involuntarios anormales bálicos, que afectan a la extremidad superior e inferior de un lado del cuerpo.

Codificación: ___ ___ ___ ___ ___ ___ ___ ___ ___ ___ ___

Duela: Gusano platelminto del orden de los trematodos, aplanado y de forma casi ovalada, con una ventosa en el extremo anterior del cuerpo, en cuyo centro está la boca, y otra en la cara interior del animal, detrás de la primera. Vive parásito en los conductos biliares del carnero y del toro.

Codificación: ___ ___ ___ ___ ___

```
9 6 0 7 7 3 4 0 6 9 6 9 2 6 9 3 8 3 8 9
9 9 2 2 6 4 5 6 8 2 7 6 6 6 3 1 8 2 7 6
1 7 8 0 2 8 5 9 8 3 1 8 2 1 0 4 7 6 4 2
0 3 8 4 5 5 5 8 1 5 5 5 5 2 6 1 9 9 6 5
3 9 3 7 6 1 8 6 7 8 9 9 6 2 6 2 2 7 3 6
4 8 1 8 7 3 3 5 3 4 3 3 1 8 8 8 3 6 2 4
1 1 8 6 3 9 9 3 5 5 9 9 5 1 8 7 3 5 5 8
1 6 0 6 4 2 8 4 2 2 0 2 6 3 4 1 6 4 0 1
3 6 1 4 1 1 3 9 3 1 2 1 6 2 2 0 2 4 1 9
1 3 6 0 7 1 0 6 4 6 4 2 4 9 3 1 3 2 4 0
6 5 3 6 1 2 5 9 9 3 7 5 8 3 1 1 9 2 6 7
1 1 1 7 6 9 9 2 0 2 2 0 6 3 7 9 1 4 0 6
2 8 9 4 1 2 7 5 0 9 4 7 7 0 4 7 1 2 1 5
1 0 1 0 2 0 6 6 1 4 0 0 5 8 1 7 9 2 2 4
2 9 6 0 9 1 5 8 6 3 2 0 6 6 3 0 8 5 0 5
2 2 5 5 1 3 5 6 1 1 6 2 5 0 4 7 3 1 6 3
2 4 6 1 1 1 5 3 4 5 4 1 3 8 6 0 8 2 9 2
1 8 2 1 4 6 0 5 7 3 9 0 3 1 1 3 8 1 6 5
8 6 7 3 4 9 6 7 8 1 8 3 1 3 1 0 7 8 9 9
7 6 3 2 1 2 0 5 4 6 0 2 8 2 4 5 7 6 3 7
2 5 6 3 9 9 2 2 5 6 0 5 5 4 5 3 7 5 8 0
9 0 8 3 9 8 4 1 8 0 7 5 6 9 0 0 0 1 0 3
6 1 6 6 1 1 9 5 8 2 3 2 8 0 1 0 9 1 6 0
9 5 1 4 3 1 9 2 8 2 4 2 3 2 4 3 2 5 8 7
```

→ ↓ ← ↑ ↘ ↗ ↖ ↗ dificultad (7)
0 1 2 3 4 5 6 7

SOPA DE NÚMERO BIOMÉDICA 23

Lanolina: Sustancia oleosa que se toma de la lana de oveja. Se usa en cremas y lociones hidratantes para tratar la piel seca y que pica.

Codificación: ___ ___ ___ ___ ___ ___ ___ ___

Grasping: Reflejo consistente en el cierre de la mano, al estimular la piel de la palma con un objeto o el dedo del explorador.

Codificación: ___ ___ ___ ___ ___ ___ ___ ___

Onanismo: Sinónimo: coitus interruptus. Erróneamente se ha considerado al onanismo como sinónimo de masturbación. En realidad, onanismo hace referencia al coito interrumpido con el fin de evitar la eyaculación en la vagina.

Codificación: ___ ___ ___ ___ ___ ___ ___ ___

Rapé: Polvo hecho a partir de plantas milenarias provenientes del Amazonas cuyo componente esencial es el tabaco, es una medicina física y espiritual que ayuda a limpiar la glándula pineal, una parte del cuerpo que conecta al ser humano directamente con la energía.

Codificación: ___ ___ ___ ___

Telarquia: Aparición del botón mamario por primera vez en la mujer. Crecimiento del pecho y del pezón en niñas antes de la pubertad.

Codificación: ___ ___ ___ ___ ___ ___ ___ ___ ___

```
8 7 1 7 8 0 8 6 2 3 0 6 9 2 7 0 6 7 4 8
3 6 1 4 9 5 9 1 6 3 1 7 1 9 1 1 7 2 9 9
3 2 6 0 4 7 6 9 8 1 2 7 6 8 5 4 8 3 1 8
1 1 9 1 2 7 3 4 7 4 0 0 9 2 5 4 0 6 9 9
7 1 9 1 2 0 1 7 9 1 4 7 8 6 8 1 7 3 4 9
4 2 6 2 6 1 3 1 0 2 9 4 1 1 4 1 6 1 7 2
1 5 0 2 0 2 3 6 7 9 1 5 7 5 2 2 4 4 4 6
6 4 6 2 2 4 5 2 0 5 4 8 8 8 3 5 5 4 1 7
0 3 5 6 5 4 8 1 8 7 2 4 9 1 1 7 5 4 0 4
2 0 9 0 9 8 1 2 9 2 5 1 9 3 9 3 1 9 3 2
4 8 2 3 3 7 9 1 6 3 8 2 9 6 3 9 0 4 3 2
1 5 5 8 2 4 3 0 7 7 2 9 6 6 2 1 8 9 0 5
8 6 9 6 7 5 5 2 8 8 2 8 8 1 4 0 9 0 1 6
0 4 9 1 6 4 6 2 1 5 3 0 6 5 7 3 3 2 3 7
3 6 9 2 6 2 8 9 8 1 8 1 4 4 5 1 5 2 5 6
4 2 8 8 0 3 1 5 5 0 4 9 2 5 1 8 5 6 7 8
6 5 5 0 3 1 9 9 6 1 0 0 3 4 1 3 7 6 4 9
6 4 9 6 2 0 2 4 1 0 1 8 5 3 4 0 1 9 9 4
1 4 3 1 8 1 6 2 3 6 9 9 3 1 9 5 9 5 6 5
9 6 5 2 7 8 1 5 4 4 2 0 7 5 8 8 6 6 4 4
2 1 3 7 6 1 2 5 5 1 0 0 1 3 8 5 5 8 8 5
2 2 4 7 3 1 7 9 8 5 8 2 5 9 8 4 8 2 0 7
6 8 7 9 9 5 6 8 5 5 6 1 1 9 8 6 3 8 8 9
3 6 9 4 2 0 4 2 5 7 6 0 4 0 6 6 6 6 0 0
```

dificultad (7)

0 1 2 3 4 5 6 7

SOPA DE NÚMERO BIOMÉDICA 24

Basalioma: El basalioma, también denominado carcinoma de células basales o carcinoma basocelular es la forma más común de cáncer de piel, y se concentra principalmente en la cara, nariz y frente.

Codificación: ___ ___ ___ ___ ___ ___ ___ ___ ___

Justicia: El principio de justicia obliga a tratar a cada paciente como le corresponde; esto es, sin más ni menos atributos que los que su condición amerita. Este principio se encuentra detrás del ideal de tener servicios de salud de óptima calidad accesibles para toda la población de manera equitativa.

Codificación: ___ ___ ___ ___ ___ ___ ___ ___

Maltasa: También conocida como α-glucosidasa, es una enzima que se encarga de la hidrólisis de la maltosa (disacárido) en las dos glucosas simples que la componen, en las células del epitelio intestinal, en el intestino delgado, durante los pasos finales de la digestión del almidón.

Codificación: ___ ___ ___ ___ ___ ___ ___

Fitotoxina: Son todas aquellas sustancias que son inhibidoras del crecimiento o venenosas para las plantas.

Codificación: ___ ___ ___ ___ ___ ___ ___ ___ ___ ___

Holismo: Se relaciona con el funcionamiento del ser humano de una manera integral, es decir, conociendo los aspectos físicos, mentales, emocionales y sociales que forman parte de cada persona. Este tipo de medicina entiende que una persona es atacada por enfermedades debido desequilibrios ambientales, sociales, físicos, espirituales o emocionales

Codificación: ___ ___ ___ ___ ___ ___ ___

```
2 1 2 1 3 6 1 1 3 4 3 7 9 1 1 1 0 3 7 1
7 1 9 5 6 2 9 0 9 5 0 3 0 0 2 1 3 6 0 9
1 7 9 4 4 1 6 9 2 1 0 7 1 8 2 3 1 1 1 8
2 7 8 3 5 3 5 8 1 3 8 9 5 0 7 7 9 1 0 7
5 5 7 2 9 0 5 5 2 5 3 7 4 6 4 3 9 0 2 6
6 1 9 1 4 1 1 9 3 3 8 4 8 1 0 4 2 7 1 6
3 1 6 3 4 3 2 1 3 2 7 5 5 6 4 9 0 7 1 8
6 7 9 4 2 2 0 6 8 6 3 9 9 8 6 5 7 2 4
7 5 1 0 3 1 7 7 2 2 6 6 5 5 2 8 8 8 2 2
8 0 0 4 9 5 2 6 5 2 9 9 5 0 8 2 1 7 1 2
2 9 7 8 1 1 1 0 2 4 2 5 1 3 0 7 8 6 1 0
6 8 4 6 9 9 9 1 1 6 2 0 4 4 3 8 8 7 3 1
6 7 0 2 5 2 5 1 3 1 7 2 1 2 0 6 3 7 1 8
5 3 5 9 3 1 2 2 6 7 2 3 5 7 7 2 9 9 7 2
9 5 6 2 2 9 8 3 6 3 2 9 0 9 4 0 9 4 5 4
4 6 5 1 0 2 9 0 8 1 8 8 1 3 7 3 9 7 9 1
6 9 6 3 9 8 1 2 9 1 1 5 1 6 1 4 3 1 7 6
1 0 8 2 6 5 5 7 9 5 7 2 6 4 1 9 3 5 9 6
0 4 7 1 5 8 3 3 2 1 1 0 6 1 8 3 0 9 6 9
2 9 1 2 7 9 7 6 9 8 4 1 0 1 4 8 1 8 5 2
0 3 2 1 4 4 1 0 3 8 7 6 3 7 1 6 8 6 0 6
9 4 0 7 8 5 2 9 0 7 3 4 3 6 9 2 3 5 4 0
6 7 6 8 6 4 3 8 1 0 9 5 4 6 0 9 9 8 1 6
0 2 7 6 1 3 1 0 2 9 2 1 6 1 8 0 0 6 5 1
```

→ ↓ ← ↑ ↖ ↗ ↙ ↘ dificultad (7)
0 1 2 3 4 5 6 7

SOPA DE NÚMERO BIOMÉDICA 25

Anhidrasa: Enzima cuya función es acelerar de forma reversible la conversión de dióxido de carbono (CO_2) y agua (H_2O) en ácido carbónico (H_2CO_3).

Codificación: ___ ___ ___ ___ ___ ___ ___ ___ ___

Kerasina: Cloro carbonato de plomo de color blanco, blanco amarillento, gris amarillento, o gris anaranjado, es un tinte verdoso.

Codificación: ___ ___ ___ ___ ___ ___ ___ ___

Uvulitis: Inflamación de la úvula.

Codificación: ___ ___ ___ ___ ___ ___ ___ ___

Paragrafía: Incorrecta combinación de letras, cuya morfología es normal. Jerga escrita.

Codificación: ___ ___ ___ ___ ___ ___ ___ ___ ___ ___

Escalpelo: Cuchillo pequeño de hoja delgada y puntiaguda, fija o cambiable, que sirve para las intervenciones quirúrgicas y la disección anatómica. Puede ser de varios tamaños.

Codificación: ___ ___ ___ ___ ___ ___ ___ ___ ___

```
2 0 0 3 5 3 0 1 8 0 6 2 3 6 5 6 4 2 2 0
8 2 5 2 8 9 3 2 4 3 1 0 5 5 6 1 4 9 0 7
4 2 5 6 3 8 4 5 6 0 3 3 7 2 9 9 1 5 1 2
5 1 7 6 6 3 4 2 6 4 0 4 1 4 9 7 9 7 0 5
3 8 1 6 6 1 0 7 3 0 2 6 7 7 4 5 4 5 2 3
6 3 0 1 1 6 5 4 1 0 4 3 7 2 6 7 4 0 1 6
3 9 6 4 5 8 5 3 5 9 3 4 0 3 2 5 6 1 9 5
9 4 6 8 6 1 3 0 0 2 9 0 5 5 1 1 8 7 1 7
4 0 7 6 2 2 9 6 5 0 0 4 8 8 2 9 3 1 4 3
6 7 1 0 2 9 2 1 9 3 2 3 8 1 9 5 1 1 9 2
3 8 5 0 8 0 2 3 2 8 5 5 1 0 7 7 4 9 8 4
1 0 6 8 7 1 2 8 7 0 3 0 5 0 4 1 7 1 4 8
0 6 0 4 2 9 3 9 6 3 9 0 3 4 5 2 1 7 1 8
6 0 3 1 3 5 2 2 3 2 4 1 1 4 8 8 0 1 1 8
8 2 0 4 8 5 2 4 4 5 6 2 4 2 3 9 4 9 0 0
6 9 1 9 2 1 1 1 3 4 5 9 7 1 3 2 5 1 5 3
9 2 5 8 6 6 2 5 9 8 1 9 2 1 8 2 1 6 5 7
9 4 4 6 7 7 9 0 7 7 8 8 3 2 9 5 7 3 1 1
5 6 7 6 8 0 2 5 7 0 2 4 4 5 6 2 2 0 9 6
3 6 3 8 8 1 1 8 9 1 7 0 4 0 3 0 5 1 7 2
0 1 0 9 7 5 9 7 0 0 4 5 7 3 1 3 7 6 2 8
5 4 1 4 1 0 2 8 1 8 6 3 3 7 7 8 0 4 7 4
7 9 2 4 3 1 0 4 3 1 2 5 5 9 9 6 3 8 6 5
1 2 7 5 2 0 3 1 1 2 1 7 5 1 2 1 6 9 5 3
```

→ ↓ ← ↑ ↘ ↗ ↖ dificultad (7)
0 1 2 3 4 5 6 7

SOPA DE NÚMERO BIOMÉDICA 26

Sedación: Estado de calma, relajación o somnolencia que causan ciertos medicamentos. Se puede usar la sedación para ayudar a aliviar la ansiedad durante los procedimientos médicos o quirúrgicos, o para a ayudar a hacer frente a acontecimientos muy estresantes.

Codificación: ___ ___ ___ ___ ___ ___ ___ ___

Tabacosis: Grupo de enfermedad de la vía aérea, producto del fumado, que incluye enfisema, fibrosis y neoplasias, desde los labios hasta el último alvéolo.

Codificación: ___ ___ ___ ___ ___ ___ ___ ___ ___

Clostridium: Género de bacterias anaerobias. Se trata de bacilos grampositivos, parásitos y saprófitos. Estas bacterias comúnmente están asociadas con los brotes de diarrea y colitis en pacientes hospitalizados.

Codificación: ___ ___ ___ ___ ___ ___ ___ ___ ___ ___ ___

Inmiscible: Relativo a una condición en la que dos fluidos no pueden formar mezclas distribuidas molecularmente o lograr homogeneidad en esa escala.

Codificación: ___ ___ ___ ___ ___ ___ ___ ___ ___ ___

Necrofilia: Parafilia caracterizada por una atracción sexual hacia cadáveres.

Codificación: ___ ___ ___ ___ ___ ___ ___ ___ ___ ___

3 7 1 5 7 0 7 1 3 5 4 3 8 7 4 8 7 3 0 6
7 0 0 0 7 4 5 5 0 7 5 1 1 5 3 0 7 6 1 8
4 4 5 4 8 7 8 8 2 6 8 3 2 8 7 3 7 6 5 9
0 3 4 1 1 3 9 3 1 4 5 0 2 9 8 8 9 1 5 3
0 8 7 1 7 8 0 3 0 8 5 6 4 3 7 5 8 3 9 1
2 2 3 1 2 2 9 4 9 9 1 1 2 0 2 6 1 2 1 3
0 5 5 5 3 8 5 7 0 4 5 4 4 9 5 6 0 4 8 0
4 5 7 8 5 6 2 8 4 4 5 3 8 1 0 8 0 9 5 2
9 3 7 0 5 4 3 9 0 3 6 8 5 4 5 8 6 4 5 4
4 9 7 9 1 6 9 2 5 4 8 5 3 1 1 6 8 9 8 7
0 2 7 9 1 1 7 4 5 0 9 9 8 3 0 9 5 7 1 0
4 0 8 0 9 9 1 9 3 7 2 8 4 9 2 8 7 2 0 7
2 3 1 9 2 1 7 1 6 7 4 8 7 2 9 9 8 6 4 7
5 5 4 4 1 2 2 9 9 0 7 3 3 0 0 2 2 9 9 8
9 5 1 6 9 8 9 8 3 8 1 4 7 3 2 6 3 0 5 2
0 0 8 0 6 1 7 9 9 9 5 8 9 9 6 0 8 5 0 8
3 9 3 8 6 2 0 6 5 7 5 9 1 2 1 9 4 5 9 0
1 2 6 8 1 8 4 1 1 5 0 4 8 1 3 9 8 7 7 6
2 4 6 6 9 0 0 1 5 4 7 1 8 2 1 8 0 5 4 8
6 5 7 4 1 3 4 9 1 9 6 2 6 5 2 2 0 6 8 2
5 9 8 4 3 7 4 2 8 3 5 4 3 2 1 3 2 0 6 2
2 6 8 7 5 1 8 6 5 0 2 6 1 7 1 4 1 4 0 2
6 1 2 4 4 6 7 0 5 9 5 5 9 7 2 7 3 3 1 9
5 8 0 3 1 4 4 6 3 4 2 5 2 3 2 1 5 6 8 3

→ ↓ ← ↑ ↘ ↗ ↗ ↖ dificultad (7)
0 1 2 3 4 5 6 7

SOPA DE NÚMERO BIOMÉDICA 27

Vancomicina: Glicopéptido con acción frente a la mayoría de bacterias grampositivas (aerobias y anaerobias). Es eficaz en el tratamiento de infecciones producidas por bacterias resistentes a los antibióticos beta-lactámicos. Es el antibiótico de elección en el tratamiento de las infecciones graves por Staphylococcus aureus resistente a meticilina (SARM), Staphylococcus coagulasa negativos, incluido Staphylococcus epidermidis y Enterococcus sp. resistentes a penicilinas.

Codificación: ___ ___ ___ ___ ___ ___ ___ ___ ___ ___ ___

Buftalmos: Agrandamiento del globo ocular en los niños, como consecuencia de un glaucoma congénito. El aumento de la presión intraocular produce una distensión de las paredes del ojo, que en el niño son especialmente distensibles. Este fenómeno no se produce en el glaucoma que afecta a los adultos.

Codificación: ___ ___ ___ ___ ___ ___ ___ ___ ___

Leproma: Nódulo que aparece en la lepra lepromatosa.

Codificación: ___ ___ ___ ___ ___ ___ ___

Timocito: Tipo de glóbulo blanco que es parte del sistema inmunitario y se forman a partir de células madre en la médula ósea. Ayuda a proteger el cuerpo de las infecciones y a combatir el cáncer. También se llama célula T y linfocito T.

Codificación: ___ ___ ___ ___ ___ ___ ___ ___

Sanatorio: Establecimiento convenientemente dispuesto para la estancia de enfermos que necesitan someterse a tratamientos médicos, quirúrgicos o climatológicos.

Codificación: ___ ___ ___ ___ ___ ___ ___ ___ ___

```
0 9 6 6 0 3 3 7 1 1 6 1 3 2 4 7 2 5 3 0
6 8 1 2 4 4 9 9 5 9 7 3 3 8 3 1 3 0 0 3
7 4 5 7 0 7 3 0 8 0 4 7 4 8 6 1 8 8 2 0
9 0 2 4 2 1 6 4 2 7 0 9 3 5 1 2 7 9 8 1
8 8 7 1 3 9 9 8 4 4 6 4 5 4 7 3 8 0 7 8
2 1 7 1 9 3 8 5 3 1 7 3 0 7 5 9 8 6 9 0
8 4 3 3 8 1 1 1 5 8 5 7 4 3 2 6 2 4 9 3
5 6 5 1 0 1 3 4 5 3 0 4 2 6 3 2 8 7 2 6
6 1 2 6 7 9 0 1 7 4 1 9 7 5 1 3 3 4 2 5
0 5 6 1 3 4 3 9 6 2 4 8 5 9 7 7 7 3 2 2
5 8 0 9 1 0 9 3 1 3 1 6 8 0 4 3 1 5 6 3
6 7 3 1 2 8 8 9 6 8 9 8 3 5 8 9 7 9 2 0
0 0 9 7 9 4 9 3 4 1 4 2 7 1 5 4 5 6 1 6
0 9 5 1 0 4 0 1 0 8 6 0 1 1 7 2 8 8 1 0
1 8 2 5 9 0 4 6 0 0 2 4 0 1 5 9 8 6 1 5
6 9 6 2 5 1 8 1 5 9 5 2 0 1 6 4 1 9 2 2
3 0 0 1 9 2 7 3 9 6 6 6 9 8 7 8 9 9 1 9
9 4 0 6 0 2 4 4 6 3 5 2 3 5 2 5 8 1 3 6
6 6 9 0 8 4 8 1 2 4 0 3 5 7 9 5 6 1 1 7
2 7 6 1 3 9 9 1 5 5 0 9 8 7 4 0 4 0 6 6
4 1 4 5 9 2 8 3 2 1 0 3 2 3 7 6 2 0 2 1
5 1 5 4 5 4 5 2 6 7 9 6 0 7 0 3 2 4 0 4
4 4 6 4 1 1 4 5 3 3 4 8 0 3 2 7 8 7 7 1
3 0 2 6 1 9 9 1 6 1 1 2 1 4 1 1 0 2 9 6
```

→ ↓ ← ↑ ↘ ↙ ↗ ↖ dificultad (7)
0 1 2 3 4 5 6 7

SOPA DE NÚMERO BIOMÉDICA 28

Fosfatasa: Enzima del grupo de las esterasas que cataliza la eliminación de grupos fosfatos de algunos sustratos, dando lugar a la liberación de una molécula de ion fosfato y la aparición de un grupo hidroxilo en el lugar en el que se encontraba esterificado el grupo fosfato.

Codificación: ___ ___ ___ ___ ___ ___ ___ ___ ___

Osículo: Grupo de pequeños huesos en el borde inferior del agujero occipital, que pueden estar libres o fusionados a este.

Codificación: ___ ___ ___ ___ ___ ___ ___

Miringotomía: Intervención que se realiza, principalmente, en niños cuando padecen procesos de otitis media aguda de repetición o en el caso de que se les acumule moco en los espacios del oído medio, por detrás del tímpano, debido a un mal funcionamiento de la trompa de Eustaquio. El procedimiento tiene como fin restaurar el funcionamiento normal del oído mediante el drenaje del líquido acumulado y la aireación de los espacios del oído medio.

Codificación: ___ ___ ___ ___ ___ ___ ___ ___ ___ ___ ___ ___

Dactilograma: Huella o impresión digital. Dibujo formado por las crestas y surcos de los pulpejos de los dedos de la mano. Posee gran utilidad en la identificación de los individuos.

Codificación: ___ ___ ___ ___ ___ ___ ___ ___ ___ ___ ___ ___

Xilosa: Monosacárido de cinco carbonos, también conocido como pentosa, que se encuentra en la naturaleza en forma de xilanos y en la pared celular de las plantas. En el cuerpo humano, la xilosa se absorbe en el intestino delgado y se metaboliza en el hígado para su posterior utilización en la producción de energía. Se utiliza en algunos exámenes médicos para evaluar la absorción de azúcares en el intestino delgado.

Codificación: ___ ___ ___ ___ ___ ___

```
6 1 1 8 7 0 1 3 1 6 3 0 9 1 6 8 6 3 4 9
8 7 5 9 5 3 4 0 8 6 2 5 8 3 7 4 7 9 3 5
0 7 6 6 1 6 7 4 1 3 3 3 7 4 2 3 2 0 1 0
5 9 7 2 9 7 5 4 3 9 3 1 7 0 2 1 6 3 9 9
4 3 0 5 6 9 0 3 4 8 4 6 5 6 6 5 1 5 4 6
8 6 5 6 7 1 0 0 5 1 9 4 6 3 2 1 5 9 5 9
2 1 8 9 6 2 3 0 9 8 6 1 6 4 9 4 8 6 6 5
5 8 6 9 1 6 5 0 4 0 4 9 5 1 0 1 1 1 2 6
5 4 1 3 0 9 8 9 0 4 5 0 7 9 9 7 5 2 7 1
6 5 1 0 2 7 2 6 1 3 8 6 4 6 8 2 1 1 3 9
1 2 8 1 3 5 0 7 8 2 1 2 9 7 2 3 2 2 8 1
4 6 1 9 0 9 3 5 1 2 1 3 0 6 9 8 1 2 8 0
7 0 1 5 8 2 2 6 1 2 8 6 6 2 4 6 5 3 1 6
2 3 3 3 7 8 1 9 0 2 6 0 2 6 8 3 4 0 1 7
0 7 7 5 5 3 1 1 6 9 4 3 6 0 9 7 2 3 1 1
4 8 6 1 6 2 3 1 2 5 3 0 4 4 1 9 9 0 1 6
9 8 5 5 3 4 7 9 5 1 5 6 3 9 3 4 4 2 9 3
4 1 4 1 0 0 0 9 9 6 6 1 1 7 2 3 5 6 2 0
6 7 4 9 5 3 1 6 5 8 1 0 6 1 4 5 4 1 2 8
0 2 1 1 3 8 0 5 1 0 6 8 2 2 7 3 3 5 7 7
1 5 0 2 8 8 9 0 0 1 7 1 2 6 2 5 3 9 8 3
5 1 6 3 4 4 7 1 1 9 9 1 0 5 1 9 1 0 0 7
2 7 8 1 5 8 7 7 8 2 9 3 6 7 2 6 9 9 4 5
1 3 9 1 9 9 1 4 7 1 6 2 1 1 6 1 3 3 0 1
```

dificultad (7)
0 1 2 3 4 5 6 7

SOPA DE NÚMERO BIOMÉDICA 29

Plasmaféresis: Procedimiento para el que se usa una máquina que separa el plasma (la parte líquida de la sangre) de las células sanguíneas.

Codificación: ___ ___ ___ ___ ___ ___ ___ ___ ___ ___ ___ ___
___

Histrionismo: Aquella persona que teatraliza continuamente sus estados de ánimo y pareciese que exagera, dramatiza y que es extremadamente dramático y emocional. Es demasiado sensible ante las críticas o la desaprobación. Cree que las relaciones personales son más íntimas de lo que realmente son. Culpa a otras personas de sus fracasos o decepciones.

Codificación: ___ ___ ___ ___ ___ ___ ___ ___ ___ ___ ___ ___

Insectífugo: Sustancia que repele los insectos.

Codificación: ___ ___ ___ ___ ___ ___ ___ ___ ___ ___ ___

Radionecrosis: Lesión destructiva producida por radiaciones ionizantes. Es una complicación grave que puede desarrollarse tras el tratamiento de tumores con radioterapia externa o radiocirugía.

Codificación: ___ ___ ___ ___ ___ ___ ___ ___ ___ ___ ___ ___
___

Ascariasis: Es una infección causada por el parásito ascáride ascaris lumbricoides, una lombriz intestinal, o, en algunos casos, por ascaris suum (que causa ascariasis en cerdos). Las personas contraen la infección al ingerir huevos de la lombriz, por lo general en los alimentos.

Codificación: ___ ___ ___ ___ ___ ___ ___ ___ ___ ___

```
3 4 1 5 8 0 5 6 1 9 0 0 9 9 0 4 5 0 7 2
6 8 6 1 0 1 5 6 1 7 3 8 1 3 7 6 8 9 8 1
9 9 0 7 1 5 9 4 4 4 9 8 9 2 7 3 0 1 9 4
8 0 3 1 8 4 0 9 8 6 5 4 1 0 7 3 0 4 2 1
3 2 3 2 8 8 2 4 2 6 4 3 4 5 3 5 2 2 0 9
5 0 3 1 1 0 4 0 5 4 1 1 9 8 7 9 1 0 2 8
9 8 9 2 9 6 9 7 5 4 3 9 1 3 7 7 7 5 1 7
1 2 5 0 8 0 2 3 3 9 8 2 6 9 0 6 8 3 1 9
5 1 9 1 1 8 2 2 5 6 9 0 1 2 3 3 1 2 9 8
6 1 2 3 7 6 0 6 7 5 5 8 4 3 1 1 5 1 9 7
9 1 9 1 2 1 9 9 3 5 3 0 5 3 5 2 3 3 1 3
5 6 3 6 6 9 9 2 3 6 9 1 3 8 8 0 7 0 6 2
6 1 8 2 5 4 5 9 0 1 6 1 1 2 8 3 8 6 1 1
3 6 2 9 6 1 1 7 6 1 4 7 9 7 3 1 4 2 4 9
1 9 0 1 3 6 9 2 3 3 6 4 1 9 9 1 6 2 9 8
0 6 7 9 2 6 1 7 5 3 4 5 6 6 4 9 7 7 2 0
7 4 7 5 5 5 2 4 0 2 9 9 2 8 6 9 3 1 0 8
1 0 2 2 3 0 9 8 2 9 0 5 0 5 8 1 9 6 1 4
9 7 4 0 7 0 7 8 5 5 2 9 9 2 7 2 3 3 3 3
8 2 8 9 4 1 7 4 6 5 4 1 2 7 9 0 5 6 1 8
3 5 4 2 6 2 9 6 7 5 2 0 0 2 5 9 2 0 6 6
9 5 0 0 7 6 3 3 6 2 2 8 0 2 9 2 4 9 2 9
4 1 2 7 4 2 0 4 9 4 8 3 2 2 5 0 5 7 7 0
4 1 5 5 9 6 6 7 6 4 4 9 2 2 6 6 7 8 8 7
```

→ ↓ ← ↑ ↘ ↗ ↙ ↖   dificultad (7)
0 1 2 3 4 5 6 7

SOPA DE NÚMERO BIOMÉDICA 30

Gastrinoma: Tumor que provoca la sobreproducción de ácido gástrico. Generalmente, empieza en el duodeno o en las células de los islotes del páncreas. Es responsable del Síndrome de Zollinger-Ellison.

Codificación: ___ ___ ___ ___ ___ ___ ___ ___ ___ ___

Valvotomía: Incisión de una válvula, especialmente la operación de escindir las válvulas rectales de Houston.

Codificación: ___ ___ ___ ___ ___ ___ ___ ___ ___ ___

Erisipela: Infección bacteriana aguda de las capas superiores de la dermis causada principalmente por estreptococos.

Codificación: ___ ___ ___ ___ ___ ___ ___ ___ ___

Cinetosis: Es el mareo que aparece en los viajes y se define como la aparición de náuseas, vómitos y síntomas producidos por la aceleración y desaceleración lineal y angular de una manera repetida. Puede aparecer en viajes por mar, aire, coche, tren y en atracciones.

Codificación: ___ ___ ___ ___ ___ ___ ___ ___ ___

Ketamina: Fármaco anestésico clásico escasamente utilizado en la actualidad para inducir o mantener anestesia, pero con una creciente indicación como analgésico para el tratamiento del dolor agudo y crónico. Induce sedación, inmovilidad, amnesia y analgesia marcada. Posee actividad simpaticomimética que origina taquicardia, hipertensión, aumento del consumo cerebral y miocárdico de oxígeno, aumento del flujo sanguíneo a nivel cerebral y de la presión intraocular.

Codificación: ___ ___ ___ ___ ___ ___ ___ ___

```
1 7 0 7 6 0 9 9 7 9 2 6 3 4 3 6 8 5 7 6
6 1 3 9 3 6 7 7 1 2 2 6 9 3 7 4 0 4 1 4
0 1 5 1 4 7 0 2 5 2 7 0 2 4 9 3 0 6 6 6
7 5 0 2 6 6 3 3 9 4 8 5 3 9 0 9 9 4 0 8
6 8 3 3 1 3 0 8 9 4 6 1 5 0 7 1 3 6 5 6
9 1 8 7 3 1 3 7 6 1 5 2 4 2 0 3 5 1 2 9
0 8 1 1 8 1 1 6 8 2 9 5 0 1 7 1 9 9 9 2
4 3 4 9 0 5 6 3 5 3 6 8 2 1 2 7 0 3 0 6
3 2 5 1 5 3 5 1 9 7 1 2 3 1 1 5 4 6 4 4
4 3 4 5 3 5 1 8 1 1 2 1 6 7 1 3 0 1 8 6
9 7 9 0 6 1 2 7 2 2 4 7 6 5 5 8 3 2 6 8
8 8 8 0 2 1 6 7 8 6 6 1 6 3 4 2 5 6 6 5
6 6 9 4 0 9 2 1 1 6 4 1 7 1 1 8 2 8 7 3
7 6 2 5 9 6 0 1 4 1 4 2 3 8 6 9 9 1 1 8
4 8 7 2 5 4 8 2 5 1 5 0 8 2 6 8 2 6 6 0
6 1 3 4 8 3 9 3 6 7 9 6 1 5 2 8 7 0 4 3
0 3 3 6 6 8 8 8 4 1 1 9 5 9 9 1 0 2 9 6
2 4 3 2 1 1 5 0 7 7 1 9 1 0 9 4 1 8 3 2
8 4 8 6 4 2 3 6 0 5 5 2 0 1 3 7 1 3 3 2
5 9 8 4 5 4 8 6 7 7 0 4 5 2 2 1 1 4 2 5
2 8 2 2 6 6 9 7 8 6 0 8 8 4 9 0 8 3 2 5
8 8 1 8 6 9 4 7 7 1 9 9 4 4 1 9 2 9 0 0
7 7 8 0 9 0 2 1 8 0 4 0 5 2 3 9 1 1 6 8
4 3 2 6 0 0 7 0 2 3 3 6 2 8 7 9 3 5 7 8
```

dificultad (7)
0 1 2 3 4 5 6 7

SOPA DE NÚMERO BIOMÉDICA 31

Oniomanía: Es comprar de forma compulsiva, unos de los grandes placeres de la sociedad moderna, a dejarse llevar por adquirir objetos desproporcionadamente, y mucho más allá de nuestras posibilidades económicas.

Codificación: ___ ___ ___ ___ ___ ___ ___ ___ ___

Costotomía: Intervención quirúrgica que tiene por objeto la sección o resección de una o más costillas o de un cartílago costal.

Codificación: ___ ___ ___ ___ ___ ___ ___ ___ ___ ___

Narcolepsia: Trastorno del sueño que genera somnolencia durante el día.

Codificación: ___ ___ ___ ___ ___ ___ ___ ___ ___ ___ ___

Vasculitis: Inflamación de los vasos sanguíneos.

Codificación: ___ ___ ___ ___ ___ ___ ___ ___ ___ ___

Fratricida: Que mata a su hermano.

Codificación: ___ ___ ___ ___ ___ ___ ___ ___ ___ ___

```
2 3 1 2 0 3 2 2 1 2 9 2 1 9 2 0 4 6 7 3
0 3 0 3 5 1 2 4 4 2 4 8 2 1 9 1 1 8 8 9
7 9 6 1 2 9 3 1 9 2 3 6 5 9 9 6 4 4 5 4
3 7 6 4 4 1 5 4 4 8 5 6 3 1 5 2 8 2 2 9
3 2 7 0 9 4 7 2 4 2 7 1 8 5 9 3 6 2 2 1
5 3 0 2 8 4 2 2 6 0 1 0 3 3 0 8 8 9 7 6
0 3 2 2 1 0 2 2 2 1 3 5 9 6 1 3 9 0 0 4
5 3 1 6 2 0 2 1 1 6 2 1 1 6 1 3 3 0 1 3
2 9 1 1 7 2 3 8 3 8 1 9 2 3 5 9 5 2 1 2
8 9 7 1 7 5 9 3 9 0 9 5 5 3 5 7 1 8 9 5
0 6 3 1 6 1 1 2 1 8 8 6 4 6 2 4 1 6 3 1
6 2 5 2 3 6 4 4 3 7 5 9 5 0 1 0 9 5 7 2
2 3 0 4 3 0 5 7 4 0 1 6 5 3 7 4 1 9 4 0
8 4 3 2 7 8 9 1 2 1 4 6 5 4 9 4 4 6 4 0
1 7 7 9 4 7 7 3 4 5 2 1 9 4 2 7 5 2 2 0
4 9 9 1 6 2 0 1 4 8 1 1 8 1 9 9 0 5 0 4
1 4 1 4 1 1 9 3 1 6 1 2 5 1 7 2 0 9 1 2
3 5 2 0 2 2 9 0 9 8 6 9 9 2 5 2 8 5 1 2
7 2 3 9 2 7 3 5 5 0 2 0 7 3 1 5 7 1 2 7
9 7 2 0 5 5 7 1 6 6 0 4 0 2 8 2 3 4 3 5
6 2 9 8 4 4 6 1 9 1 2 1 1 9 9 3 9 4 1 8
3 3 5 1 6 1 4 9 1 6 1 3 1 1 4 3 0 1 9 2
8 7 5 7 4 6 5 3 4 4 0 4 4 0 8 9 3 7 1 8
1 8 1 9 0 7 7 1 7 3 4 5 1 4 5 5 8 7 3 0
```

→ ↓ ← ↑ ↖ ↗ ↙ ↘ dificultad (0)
0 1 2 3 4 5 6 7

SOPA DE NÚMERO BIOMÉDICA 32

Isomerasa: Clase de enzimas que catalizan cambios geométricos o estructurales de una molécula para formar un producto único. Es una enzima que transforma un isómero de un compuesto químico en otro.

Codificación: ___ ___ ___ ___ ___ ___ ___ ___ ___

Seudoquiste: Acumulación encapsulada de fluido con una pared no epitelializada, lo que la distingue de un quiste verdadero que tiene una capa de tejido epitelial.

Codificación: ___ ___ ___ ___ ___ ___ ___ ___ ___ ___ ___

Titilación: Dicho de una parte del organismo que se agita con ligero temblor.

Codificación: ___ ___ ___ ___ ___ ___ ___ ___ ___ ___

Esfacelo: Restos inflamatorios y necróticos de tejidos, que deben extirparse en procesos infecciosos e inflamatorios para facilitar la limpieza quirúrgica y la cicatrización.

Codificación: ___ ___ ___ ___ ___ ___ ___ ___

Gimnofobia: Miedo irracional a la propia desnudez y a la de los demás, cuyo temor incapacita o limita a la persona en su vida cotidiana y afecta a su calidad de vida.

Codificación: ___ ___ ___ ___ ___ ___ ___ ___ ___ ___

```
3 1 0 8 7 4 7 5 6 0 4 1 5 4 4 6 4 8 4 2
1 1 5 1 4 6 6 8 8 9 4 9 7 2 1 6 6 1 6 4
7 8 6 8 8 6 2 0 9 3 6 7 7 1 8 5 1 9 3 1
4 9 7 2 1 2 2 1 9 2 8 0 8 1 7 0 1 5 4 9
8 5 1 1 8 1 1 0 2 1 9 1 5 3 1 6 1 0 2 9
9 5 1 7 2 2 9 5 1 0 5 2 0 4 1 7 0 7 9 6
5 9 1 3 0 9 0 9 5 2 2 0 3 2 8 4 8 1 2 3
2 3 8 9 5 9 8 7 6 3 3 4 6 3 9 3 8 8 1 4
5 8 6 4 2 6 4 9 3 8 2 0 2 0 2 4 9 6 9 0
0 6 1 9 2 6 6 2 1 7 2 2 5 5 2 4 6 1 2 8
6 7 2 3 4 4 1 4 6 3 3 3 0 1 0 0 6 1 1 7
9 7 1 6 1 5 0 6 1 0 1 3 5 9 4 3 8 1 9 7
3 2 5 9 6 8 8 0 6 9 1 5 5 3 4 5 8 0 1 5
5 5 3 5 1 8 4 4 0 1 8 7 8 1 5 0 1 1 2 7
8 9 1 7 8 7 8 6 2 6 4 2 3 7 5 4 9 6 1 8
0 8 6 8 2 5 4 8 8 4 7 1 3 3 9 6 4 0 3 0
6 4 0 5 2 1 9 1 4 0 9 7 3 9 0 4 1 1 9 2
8 7 2 8 9 5 8 5 8 2 3 7 3 1 8 0 5 3 3 9
9 7 5 4 2 8 2 7 8 8 5 5 7 3 9 3 8 6 1 5
3 1 5 3 0 1 3 3 8 1 9 2 9 5 4 7 7 8 1 4
2 1 1 4 2 4 6 6 0 9 4 9 4 5 1 1 2 2 4 2
4 3 3 4 1 1 6 5 4 2 3 0 6 6 8 1 6 5 0 2
8 7 5 9 5 7 9 5 6 6 4 2 0 4 0 1 6 0 3 4
6 8 0 1 2 4 5 0 1 2 9 9 2 5 1 4 8 9 1 3
```

→↓←↑↘↙↗↖ dificultad (7)
0 1 2 3 4 5 6 7

SOPA DE NÚMERO BIOMÉDICA 33

Saprofito: Se refiere a un tipo de organismo que obtiene sus nutrientes y energía a partir de la descomposición de materia orgánica muerta.

Codificación: ___ ___ ___ ___ ___ ___ ___ ___ ___

Bostezo: Abrir involuntariamente la boca y realizar una inhalación profunda y prolongada de aire.

Codificación: ___ ___ ___ ___ ___ ___ ___

Higroma: Afección quística de una bolsa sinovial con aumento de su contenido líquido, por lo general como consecuencia de pequeños traumatismos de repetición.

Codificación: ___ ___ ___ ___ ___ ___ ___

Licopeno: Tipo de pigmento orgánico llamado carotenoide. Está relacionado con el betacaroteno y da a algunas verduras y frutas, por ejemplo, tomates, un color rojo. Es un poderoso antioxidante que podría ayudar a proteger las células del daño.

Codificación: ___ ___ ___ ___ ___ ___ ___ ___

Vermífugo: Que tiene virtud para matar las lombrices intestinales.

Codificación: ___ ___ ___ ___ ___ ___ ___ ___ ___

```
2 0 1 1 7 1 9 1 6 6 9 2 1 1 6 4 2 8 2 7
6 3 2 0 9 7 8 6 4 3 7 7 1 4 0 3 8 7 0 9
5 5 6 1 3 2 9 9 1 2 3 1 1 2 6 2 7 4 1 2
6 4 9 7 7 8 6 2 2 4 0 2 6 0 4 7 1 6 7 2
1 4 6 6 4 6 8 1 4 3 1 6 9 7 9 8 3 8 3 1
1 0 3 1 9 3 4 5 5 4 6 5 1 7 9 0 0 2 4 6
1 1 5 2 9 9 6 8 4 5 4 3 7 0 6 1 3 8 7 2
6 6 3 5 3 7 5 2 1 3 5 9 7 1 1 7 9 4 2 0
5 3 9 5 0 6 7 4 7 3 5 8 4 7 6 5 3 5 6 2
8 3 5 7 4 6 5 9 6 4 3 0 8 5 9 1 9 3 1 1
7 2 6 4 5 9 5 8 8 1 4 8 1 6 7 1 3 2 2 5
4 2 0 2 6 0 3 6 1 9 8 8 7 5 1 9 8 9 8 2
4 1 2 3 9 2 5 7 9 3 7 7 2 8 0 3 8 2 2 7
8 0 9 5 5 5 6 9 2 3 9 1 2 6 2 0 2 4 8 1
5 0 2 2 4 9 2 1 3 9 6 2 9 1 0 1 7 9 0 6
8 1 3 2 2 0 9 8 4 8 6 1 8 1 8 6 8 6 6 8
4 2 3 7 2 4 9 2 4 1 3 8 3 6 6 9 0 3 8 6
2 3 5 1 9 1 3 3 0 6 2 2 7 1 6 1 8 9 9 9
5 6 8 7 8 6 2 8 8 6 2 1 1 6 3 5 3 6 1 8
1 9 6 6 8 8 4 2 0 8 9 1 9 8 8 0 6 1 6 4
7 5 9 9 4 8 3 1 3 5 4 0 9 6 8 4 1 5 9 9
4 4 3 7 3 9 6 0 5 7 6 6 8 5 6 8 7 6 3 6
1 4 4 8 4 8 1 2 6 6 6 5 2 6 0 9 4 9 6 5
8 4 6 2 8 2 7 7 0 4 2 1 7 6 0 4 9 7 6 5
```

dificultad (7)

0 1 2 3 4 5 6 7

SOPA DE NÚMERO BIOMÉDICA 34

Estricnina: Alcaloide muy tóxico obtenido a partir de especies de Strychnos que bloquea la inhibición postsináptica, fundamentalmente la inducida por glicina. Debido a su sabor amargo y su efecto anestésico local, se utiliza para adulterar drogas ilícitas como la cocaína y la heroína. Puede afectar al sistema nervioso central provocando convulsiones, contracciones musculares y fallo respiratorio.

Codificación: ___ ___ ___ ___ ___ ___ ___ ___ ___ ___

Macrogiria: Aumento del tamaño de las circunvoluciones cerebrales.

Codificación: ___ ___ ___ ___ ___ ___ ___ ___ ___ ___

Trance: Estado hipnótico leve en el cual el paciente no pierde la conciencia, mantiene el juicio crítico y la capacidad de discrepar.

Codificación: ___ ___ ___ ___ ___ ___

Jeringazo: Acción de arrojar el líquido introducido en la jeringa.

Codificación: ___ ___ ___ ___ ___ ___ ___ ___ ___

Fulguración: Efecto que ejerce el rayo sobre el organismo. Muerte que se produce por el rayo o por la electricidad atmosférica.

Codificación: ___ ___ ___ ___ ___ ___ ___ ___ ___ ___ ___

```
5 9 7 2 0 7 7 3 9 8 5 4 2 4 9 5 8 7 6 2
0 9 4 1 1 3 9 3 1 9 1 2 2 7 2 1 2 2 6 7
2 1 5 5 4 0 7 0 4 0 8 7 6 2 2 2 5 7 5 6
5 9 5 0 7 2 7 6 6 8 2 0 1 0 6 9 5 4 9 7
0 9 3 7 3 4 4 0 4 7 0 6 5 3 6 7 9 0 7 0
0 3 1 8 5 4 3 9 6 3 1 8 2 1 0 8 7 8 3 8
2 2 0 6 2 0 1 9 8 4 8 6 7 3 1 7 9 2 2 6
8 0 0 8 2 8 1 1 0 5 1 2 5 3 1 4 8 1 7 4
5 7 6 8 8 8 9 2 8 6 1 0 9 5 8 5 9 1 1 3
5 1 9 9 8 8 9 7 1 7 9 6 5 4 1 8 2 9 2 9
6 8 0 0 3 6 2 3 4 0 3 8 3 0 1 3 9 1 1 1
0 2 0 0 7 8 3 1 8 2 9 1 7 2 8 4 1 1 9 5
4 7 9 5 0 0 9 2 3 3 4 8 7 3 1 7 7 4 9 8
1 0 2 8 1 9 8 5 6 8 2 8 1 5 4 4 5 3 1 1
5 2 0 2 1 1 9 9 3 1 4 9 1 4 1 5 3 5 9 1
9 4 9 5 0 9 5 9 3 1 6 2 1 7 0 3 9 7 7 4
9 1 0 7 9 6 7 0 5 5 2 3 3 2 6 0 0 2 6 1
3 1 3 1 5 9 0 6 1 3 4 5 9 3 8 9 1 5 1 7
7 8 2 4 9 3 2 3 1 8 4 5 0 0 4 1 9 1 9 2
8 0 8 6 4 7 2 6 7 0 8 1 4 5 4 3 2 6 1 4
2 8 9 5 7 3 3 6 2 2 5 2 5 3 2 8 5 7 3 3
2 1 1 3 6 5 1 6 6 8 0 5 9 8 6 3 4 0 1 9
7 8 8 6 2 5 8 5 1 8 9 4 9 8 7 2 1 2 3 0
5 4 7 2 1 4 8 6 3 2 9 4 9 9 0 5 7 1 1 4
```

→ ↓ ← ↑ ↘ ↗ ↖ ↗ dificultad (7)
0 1 2 3 4 5 6 7

SOPA DE NÚMERO BIOMÉDICA 35

Vasopresina: Hormona producida por el hipotálamo y liberada por la neurohipófisis que actúa sobre los riñones y los vasos sanguíneos. Sirve para la contracción de los vasos sanguíneos y ayuda a que los riñones controlen la cantidad de agua y sal en el cuerpo.

Codificación: ___ ___ ___ ___ ___ ___ ___ ___ ___ ___ ___

Secuestro: Formación de tejido anormalmente aislado dentro del cuerpo.

Codificación: ___ ___ ___ ___ ___ ___ ___ ___ ___

Arreflexia: Falta o ausencia de reflejos debido a una afección neurológica o por causas congénitas.

Codificación: ___ ___ ___ ___ ___ ___ ___ ___ ___

Guillotina: Máquina para cortar cabezas.

Codificación: ___ ___ ___ ___ ___ ___ ___ ___ ___ ___

Lactífero: Que contiene o conduce leche, o un fluido similar. Se aplica al conducto que lleva la leche hasta el pezón de la mama.

Codificación: ___ ___ ___ ___ ___ ___ ___ ___ ___

7 8 9 4 2 7 7 7 2 1 6 8 0 1 6 1 6 4 9 9
9 7 7 1 7 3 4 0 1 9 7 2 5 9 1 8 5 2 4 3
6 9 4 8 0 8 5 4 7 6 4 6 7 6 8 1 0 9 5 9
8 3 5 3 1 4 9 6 7 7 5 5 1 5 3 9 8 5 1 5
6 2 3 1 2 0 1 6 1 7 1 9 5 2 0 9 1 4 1 4
5 2 4 3 6 1 9 1 5 6 0 3 1 2 3 1 2 1 6 5
0 5 9 5 3 7 7 1 8 0 0 0 6 2 7 9 1 9 0 9
8 4 3 2 6 1 9 1 1 2 0 2 5 2 2 3 5 0 2 2
4 9 8 1 8 6 5 9 1 1 8 8 4 2 2 3 9 9 2 3
1 8 7 0 5 3 7 1 1 1 6 4 6 5 1 8 5 9 8 8
5 8 5 0 0 9 2 9 0 8 5 4 0 0 5 0 2 6 4 6
6 1 1 7 1 8 7 5 3 3 1 3 8 9 6 8 9 9 3 3
2 3 9 1 4 9 0 6 7 2 0 9 6 5 2 8 9 7 5 6
4 3 2 7 2 2 9 1 2 1 2 1 6 2 1 9 1 4 1 6
7 8 9 7 6 7 7 2 3 6 5 3 1 6 2 9 3 6 1 6
5 3 7 6 2 3 2 5 9 2 5 8 9 4 3 5 1 7 2 9
3 7 5 0 3 7 8 2 8 5 6 6 3 6 5 9 1 3 9 9
6 6 2 1 6 0 2 5 0 2 6 3 6 4 9 9 5 5 7 2
0 7 0 8 2 0 8 9 1 3 7 5 8 3 8 9 7 6 6 1
1 6 0 7 0 1 4 1 5 3 9 1 8 7 0 4 8 4 4 1
9 5 3 7 8 3 6 5 3 0 8 1 0 8 7 6 5 4 4 0
4 2 9 9 9 4 4 6 2 9 3 9 7 5 3 6 3 1 7 0
0 0 7 2 0 2 5 2 3 0 4 9 6 9 4 5 5 4 4 2
9 7 5 7 9 2 9 8 7 4 5 2 5 9 4 5 3 8 1 9

dificultad (7)
0 1 2 3 4 5 6 7

SOPA DE NÚMERO BIOMÉDICA 36

Inflador: Aparato para inflar.

Codificación: ___ ___ ___ ___ ___ ___ ___ ___

Tísico: Perteneciente o relativo a la tisis. Que padece tisis.

Codificación: ___ ___ ___ ___ ___ ___

Dietista: Rama de la medicina que estudia todo aquello relacionado con la nutrición de las personas.

Codificación: ___ ___ ___ ___ ___ ___ ___ ___

Reservorio: Portador alterno o pasivo que hospeda organismos patógenos, que pueden afectar a otros individuos.

Codificación: ___ ___ ___ ___ ___ ___ ___ ___ ___ ___

Cuartana: Variedad de fiebre palúdica en la que los accesos febriles se repiten cada 72 horas.

Codificación: ___ ___ ___ ___ ___ ___ ___ ___

```
7 2 0 1 2 7 8 5 1 6 5 6 6 7 3 3 8 1 6 5
1 6 7 5 9 7 8 7 1 6 0 4 4 3 1 9 4 0 1 6
8 1 9 3 6 0 9 1 2 1 2 7 2 7 3 1 2 4 3 5
6 8 9 3 3 1 4 9 2 6 9 2 1 4 0 9 7 1 1 7
1 2 5 9 1 2 3 8 6 5 9 9 5 6 6 6 7 8 2 5
9 6 9 7 7 1 2 9 1 6 8 1 4 5 6 8 9 2 9 5
1 8 3 5 9 3 3 5 0 6 2 1 7 4 2 5 2 8 0 5
9 1 0 6 2 1 7 0 0 2 4 0 2 2 1 1 2 3 4 4
4 6 5 6 5 5 4 3 9 4 0 6 1 8 1 7 4 1 3 4
7 9 6 7 5 0 7 6 0 6 7 3 1 6 3 0 8 4 1 2
6 3 4 6 9 5 2 3 1 4 5 4 1 7 1 4 1 6 3 4
3 3 5 7 3 9 7 8 5 2 2 3 3 2 7 4 8 6 1 2
1 0 3 1 3 5 1 7 4 5 1 3 2 0 2 4 6 7 0 5
2 5 9 7 2 7 3 9 9 6 4 4 2 6 9 9 1 4 8 8
1 7 9 2 6 6 5 0 5 9 2 7 1 5 6 5 9 2 6 1
4 0 6 3 7 7 2 2 8 0 0 9 1 6 9 2 0 2 6 6
4 4 9 9 7 6 3 6 3 3 1 7 9 5 1 1 2 4 7 5
1 2 1 0 6 7 9 5 1 2 4 8 2 9 1 9 2 1 7 8
5 7 4 5 5 1 1 4 6 7 7 2 1 4 4 2 7 6 2 4
8 7 7 2 2 2 1 3 3 8 5 7 1 9 7 0 8 3 4 9
4 0 6 2 3 3 2 0 6 6 0 1 1 0 3 2 2 9 3 2
7 9 4 1 9 0 9 4 1 8 1 8 4 4 5 1 0 0 7 3
2 1 1 1 8 9 5 9 2 7 9 9 1 1 5 1 5 2 7 5
9 1 9 5 2 0 5 1 9 2 3 1 6 1 9 9 1 6 9 0
```

→ ↓ ← ↑ ↘ ↗ ↖ ↘ dificultad (7)
0 1 2 3 4 5 6 7

SOPA DE NÚMERO BIOMÉDICA 37

Koagamin: Estracto vegetal cuyo principio es el ácido oxálico, se emplea como hemostático.

Codificación: ___ ___ ___ ___ ___ ___ ___ ___

Vermicida: Producto que mata los gusanos, especialmente los gusanos parásitos del intestino humano.

Codificación: ___ ___ ___ ___ ___ ___ ___ ___ ___

Extracto: Producto que se obtiene mediante la acción de un disolvente, a partir de una materia animal o vegetal.

Codificación: ___ ___ ___ ___ ___ ___ ___ ___

Sofoco: Sensación repentina de calor en la parte superior del cuerpo, que suele ser más intensa en la cara, el cuello y el pecho.

Codificación: ___ ___ ___ ___ ___ ___

Tacograma: Es la representación del valor de los intervalos RR consecutivos de manera secuencial en un gráfico.

Codificación: ___ ___ ___ ___ ___ ___ ___ ___ ___

6 7 6 9 3 5 2 3 2 7 8 3 5 1 3 7 3 8 5 7
9 8 7 3 5 4 9 1 3 6 0 6 3 7 0 0 4 1 0 6
0 4 1 3 1 1 9 1 7 6 1 3 1 1 2 5 7 3 2 9
1 9 3 2 4 8 6 7 6 9 9 3 0 0 9 6 7 5 5 1
0 4 3 3 8 6 3 8 0 4 0 9 6 5 0 1 7 5 4 7
8 2 3 7 3 5 5 2 4 8 9 2 2 0 8 3 9 1 1 3
1 6 6 0 0 5 6 7 7 0 5 3 5 3 6 5 9 1 9 5
7 7 6 8 7 4 6 9 7 7 6 3 1 4 5 3 9 3 2 2
8 2 2 3 9 3 5 6 8 5 9 4 9 0 1 9 0 4 4 7
0 7 3 1 3 7 3 5 9 3 2 9 8 1 6 4 7 0 9 7
7 2 5 8 8 0 5 9 8 1 7 2 7 2 5 8 6 2 1
7 5 6 1 6 1 4 9 7 9 5 1 9 6 6 3 9 7 4 4
5 2 4 7 4 4 9 3 2 2 6 8 5 0 5 6 0 3 4 3
0 0 4 6 6 9 6 0 5 1 3 0 9 6 5 1 6 8 1 6
9 1 2 4 2 3 5 3 1 0 6 9 4 9 1 7 7 1 4 4
6 6 9 3 9 9 5 1 3 4 3 5 1 8 1 3 1 1 5 8
8 6 3 1 4 3 7 2 2 2 7 1 7 9 1 9 1 5 1 0
8 1 9 6 8 1 7 0 8 6 0 6 2 8 6 2 4 7 8 7
9 6 3 7 1 9 8 7 9 3 8 9 1 1 7 9 9 1 6 5
6 3 4 0 7 1 9 3 7 0 3 6 8 1 4 5 3 1 9 5
1 1 6 8 9 5 3 2 9 3 2 4 9 1 1 8 7 2 1 8
8 6 8 7 7 3 5 7 5 9 4 7 1 0 5 1 7 7 6 4
6 3 8 1 3 2 6 1 1 2 3 1 9 1 1 2 5 2 5 6
9 9 0 8 4 3 9 3 0 4 9 1 9 1 5 8 7 1 5 2

→ ↓ ← ↑ ↘ ↗ ↙ ↖ dificultad (7)
0 1 2 3 4 5 6 7

SOPA DE NÚMERO BIOMÉDICA 38

Balismo: Enfermedad que se caracteriza por la ejecución de movimientos anormales involuntarios, de gran amplitud y muy bruscos, cuyo origen es una lesión del núcleo subtalámico de Luys o de sus conexiones. Habitualmente afecta a un hemicuerpo o a una sola extremidad.

Codificación: ___ ___ ___ ___ ___ ___ ___

Osteótomo: Instrumento de corte para practicar la osteotomía, es de uso manual y utilizado en la práctica odontológica para llevar a cabo la técnica de la elevación sinusal por penetración compresiva.

Codificación: ___ ___ ___ ___ ___ ___ ___ ___ ___

Invertasa: Cataliza la hidrólisis de la sacarosa en glucosa y fructosa, es una de las enzimas más utilizadas en la industria alimentaria y en la fermentación de melazas para producir etanol.

Codificación: ___ ___ ___ ___ ___ ___ ___ ___ ___

Neologismo: Palabra nueva y extraña, creada por un enfermo mental delirante o esquizofrénico, mediante deformación, sustitución, inversión o creación de fonemas.

Codificación: ___ ___ ___ ___ ___ ___ ___ ___ ___ ___

Barialgia: Dolor a la presión.

Codificación: ___ ___ ___ ___ ___ ___ ___ ___ ___

```
5 7 5 9 8 5 4 5 2 0 4 3 2 4 2 1 3 2 2 2
0 1 7 6 5 5 2 2 7 0 8 2 8 5 2 1 4 5 4 6
4 7 3 1 1 4 8 4 7 0 2 1 0 7 1 3 6 5 1 6
5 1 3 3 9 3 2 7 1 8 6 7 2 7 2 3 4 9 0 2
7 7 6 4 1 7 1 0 2 1 6 5 4 9 8 9 2 5 6 1
7 9 7 2 1 3 2 0 6 0 4 8 1 7 8 9 4 3 5 9
5 3 9 1 0 4 3 1 2 6 3 7 7 2 1 8 1 8 4 0
9 0 8 6 5 2 2 8 1 9 0 2 8 9 7 3 1 5 0 1
7 6 6 9 4 8 1 5 8 9 7 0 7 1 6 1 1 7 2 4
0 3 6 7 1 3 1 5 9 2 9 6 3 7 2 7 3 1 5 9
2 3 2 4 4 3 1 9 3 6 9 1 1 6 7 6 9 5 8 8
9 6 1 2 2 9 0 8 7 1 9 8 1 2 7 9 7 1 1 9
5 3 1 7 7 7 8 2 0 9 2 5 7 2 1 8 1 7 1 1
3 9 2 1 5 1 9 6 9 0 2 1 9 6 8 6 3 0 3 2
5 2 9 2 0 6 1 7 6 5 5 8 1 1 2 5 1 2 6 5
4 9 2 0 2 3 9 5 9 4 5 9 3 6 5 1 7 5 7 6
9 8 0 7 5 2 9 8 7 9 5 9 7 3 1 8 5 1 4 3
1 6 1 7 7 9 1 9 3 6 2 8 4 7 2 3 6 8 5 1
6 1 3 8 3 6 4 5 3 0 1 9 0 8 6 9 1 2 5 5
7 0 1 9 5 2 2 4 8 7 8 4 3 0 7 1 3 6 2 8
9 7 6 2 9 2 0 5 3 3 6 7 0 5 9 1 6 3 5 3
5 8 1 1 7 8 8 8 8 7 4 0 9 5 1 7 5 6 6 2
0 8 0 3 9 1 4 2 3 5 1 9 2 1 1 2 0 1 6 5
2 8 5 1 7 8 0 6 3 6 9 5 9 7 6 0 5 3 6 4
```

→ ↓ ← ↑ ↘ ↗ ↖ ↘ dificultad (7)
0 1 2 3 4 5 6 7

SOPA DE NÚMERO BIOMÉDICA 39

Hexosa: Nombre genérico de los monosacáridos de 6 carbonos.

Codificación: ___ ___ ___ ___ ___ ___

Mapeo: Término que designa colectivamente los distintos procedimientos (tanto genéticos como físicos) empleados en la construcción de los mapas génicos.

Codificación: ___ ___ ___ ___ ___

Sarcoidosis: Enfermedad sistémica caracterizada por la acumulación de granulomas no caseificantes (formados por linfocitos T y macrófagos) que distorsionan la estructura tisular del órgano donde asientan y alteran su función.

Codificación: ___ ___ ___ ___ ___ ___ ___ ___ ___ ___ ___

Facomatosis: Nombre dado a un grupo de enfermedades que tienen en común, en su sintomatología, la presencia de pequeños tumores o quistes situados en diversos puntos del cuerpo y en particular a nivel del sistema nervioso.

Codificación: ___ ___ ___ ___ ___ ___ ___ ___ ___ ___ ___

Isoleucina: Es uno de los aminoácidos naturales más comunes, además de ser uno de los aminoácidos esenciales para el ser humano, implicado en el metabolismo de la glucosa y en el mantenimiento de una función cerebral adecuada, por lo que se usan como suplementos en situaciones de malnutrición.

Codificación: ___ ___ ___ ___ ___ ___ ___ ___ ___ ___

```
4 5 1 9 1 8 9 3 0 6 7 7 5 0 7 7 6 7 8 8
9 9 5 1 7 0 3 2 8 9 7 1 4 1 0 2 2 7 1 7
0 0 2 9 0 2 6 1 1 2 1 3 1 6 1 3 1 6 5 9
0 5 5 5 0 4 9 0 4 1 7 2 5 9 9 0 8 9 9 1
3 7 0 8 2 5 2 0 6 0 9 6 5 9 2 5 5 7 4 8
7 0 8 2 0 4 5 0 7 4 4 5 7 3 0 6 2 9 3 8
8 0 0 9 9 4 5 1 2 6 1 0 7 5 7 5 5 6 6 7
8 0 6 2 1 5 9 0 4 5 3 9 7 0 6 3 1 2 1 2
2 2 7 0 9 1 2 2 9 0 5 1 2 0 1 7 6 7 7 9
6 7 2 1 5 0 9 6 6 7 0 4 4 6 4 5 2 8 0 2
7 6 5 6 3 2 2 8 7 4 5 0 6 5 0 7 0 3 7 7
4 5 8 1 2 0 5 6 9 3 0 6 3 1 1 7 1 7 9 0
9 6 2 2 9 9 5 6 1 9 3 8 8 1 5 6 3 6 0 1
5 2 0 5 7 1 1 6 9 4 6 7 5 1 0 7 9 3 6 4
6 0 0 2 0 3 1 2 7 5 9 0 4 1 4 4 1 9 0 0
7 7 5 2 4 9 1 2 9 6 1 6 6 7 8 7 7 1 9 3
6 4 8 3 9 4 8 4 6 1 2 2 1 6 5 5 4 4 3 1
7 1 7 9 9 3 9 9 1 4 8 6 4 3 6 0 2 8 7 1
6 0 5 1 3 5 2 6 7 4 6 9 8 2 9 7 1 5 9 4
2 6 2 4 8 8 0 5 7 9 5 8 7 8 7 1 5 5 6 0
0 0 0 1 0 7 8 9 1 0 1 8 8 6 5 5 1 9 3 1
6 1 9 4 4 5 7 6 7 1 6 6 5 0 8 6 3 0 0 2
3 7 9 2 5 4 2 4 8 8 7 5 3 1 2 8 1 1 2 7
9 2 7 7 0 5 4 9 3 4 6 9 9 8 0 4 1 6 1 4
```

→ ↓ ← ↑ ↘ ↙ ↗ ↖ dificultad (7)
0 1 2 3 4 5 6 7

SOPA DE NÚMERO BIOMÉDICA 40

Clitorismo: Erección continua y dolorosa del clítoris.

Codificación: ___ ___ ___ ___ ___ ___ ___ ___ ___ ___

Vesicante: Sustancias químicas o agentes físicos que pueden causar ampollas o lesiones en la piel y otras superficies mucosas.

Codificación: ___ ___ ___ ___ ___ ___ ___ ___ ___

Plásmido: Molécula pequeña de ADN circular que se encuentra en las bacterias y algunos otros organismos microscópicos.

Codificación: ___ ___ ___ ___ ___ ___ ___ ___

Telalgia: Dolor sentido en una parte distante de la lesión que lo produce.

Codificación: ___ ___ ___ ___ ___ ___ ___ ___

Laberintitis: Irritación e hinchazón del oído interno. Puede causar vértigo e hipoacusia.

Codificación: ___ ___ ___ ___ ___ ___ ___ ___ ___ ___ ___ ___

```
5 4 1 4 3 2 6 5 6 5 9 8 5 1 7 8 8 7 6 1
4 0 8 7 7 5 5 0 2 0 9 4 1 7 3 6 3 7 0 6
2 2 2 8 0 5 7 7 9 3 0 5 6 0 8 9 0 3 8 3
6 9 0 9 5 6 8 0 3 4 9 8 4 6 0 8 8 8 4 2
4 7 8 8 1 1 6 9 8 0 7 0 8 1 4 0 3 1 3 8
7 7 1 6 2 2 9 9 2 7 0 1 2 9 7 8 7 6 2 7
2 8 3 1 1 2 9 0 7 1 7 5 6 8 8 3 7 1 5 5
5 1 1 0 2 3 9 1 4 8 5 8 6 3 5 1 9 7 3 1
6 5 7 1 6 8 1 6 2 2 9 1 3 2 2 8 6 6 7 6
8 6 9 2 0 1 2 0 8 4 5 2 2 4 0 1 8 0 4 2
4 3 3 4 4 9 4 4 2 5 1 8 1 1 1 1 4 6 8 6
4 5 3 6 4 9 7 9 6 9 6 9 8 7 1 6 4 6 5 7
1 4 1 1 8 6 9 1 3 1 9 6 9 4 1 2 5 9 3 3
2 6 9 2 2 8 4 9 1 1 0 1 5 1 6 7 7 1 2 2
3 0 9 1 4 2 4 3 3 4 0 4 6 8 5 6 7 9 4 1
6 1 2 4 5 1 1 3 0 9 4 2 9 1 1 2 8 9 1 4
6 1 9 8 9 3 1 0 5 5 3 4 8 7 1 3 1 5 2 9
3 2 9 6 2 4 7 3 1 2 1 8 7 2 2 9 2 5 9
1 6 3 5 4 6 5 8 9 1 0 1 5 2 2 5 9 9 1 4
5 3 7 2 1 7 6 7 0 0 5 9 8 0 1 1 8 2 0 1
1 8 2 3 8 9 4 5 9 6 2 1 1 9 0 7 7 9 1 0
2 6 8 8 3 7 9 5 9 3 5 5 8 0 8 4 9 1 4 3
8 1 6 1 6 9 3 9 4 3 1 6 3 7 8 5 3 1 6 9
4 9 2 9 0 1 3 4 9 2 8 6 0 2 0 8 7 0 0 0
```

dificultad (7)

0 1 2 3 4 5 6 7

SOPA DE NÚMERO BIOMÉDICA 41

Cervicitis: Inflamación del cuello del útero, el extremo inferior y estrecho del útero que termina en la vagina.

Codificación: ___ ___ ___ ___ ___ ___ ___ ___ ___ ___

Griposis: Incurvación, anormalmente exagerada, de una parte del esqueleto (extremidades y uñas).

Codificación: ___ ___ ___ ___ ___ ___ ___ ___

Microadenoma: Es un adenoma pequeño, lo que significa que mide 10 milímetros (mm) o menos en su punto más ancho.

Codificación: ___ ___ ___ ___ ___ ___ ___ ___ ___ ___ ___ ___

Radiculitis: Inflamación de las raíces nerviosas (en sus vainas conectivas), a veces secundaria a una infección o por fenómenos compresivos.

Codificación: ___ ___ ___ ___ ___ ___ ___ ___ ___ ___ ___

Vibrio: Bacterias gramnegativas que se encuentran naturalmente en los ambientes marinos salados y cálidos, como el agua salada y el agua salobre, puede causar enfermedades gastrointestinales y de la piel.

Codificación: ___ ___ ___ ___ ___ ___

```
9 5 0 9 3 7 5 8 4 2 7 7 2 0 7 3 7 7 4 2
5 5 6 6 6 1 1 6 0 4 6 6 7 6 9 3 5 1 0 6
8 6 5 9 9 3 1 2 9 8 7 6 2 8 0 9 7 3 1 4
5 7 7 1 9 2 5 9 2 3 5 6 7 0 2 0 2 9 1 9
1 4 7 4 2 9 6 6 3 6 7 7 2 7 8 1 4 3 1 6
4 1 9 8 4 8 9 1 3 7 4 3 3 7 4 3 7 1 4 9
6 1 9 0 1 5 1 8 1 6 5 1 9 0 1 9 6 9 1 6
2 1 2 1 0 8 3 9 2 9 4 7 3 5 8 1 1 1 2 8
2 7 5 9 4 2 4 8 5 2 0 6 5 2 6 4 9 6 8 5
5 1 3 6 1 9 6 3 1 5 7 6 1 7 7 4 6 1 0 5
5 9 3 2 6 8 3 5 1 9 2 7 9 8 3 3 3 4 6 9
7 9 4 9 6 0 2 2 3 1 6 7 2 2 5 3 3 5 8 2
0 1 5 4 1 7 8 4 2 8 0 9 3 0 8 0 0 1 2 4
3 7 8 7 9 4 3 6 8 1 8 8 9 7 3 7 4 4 3 2
2 1 7 4 6 2 9 9 6 2 2 8 3 9 0 2 2 1 9 4
1 6 6 4 4 2 9 6 3 1 4 9 9 6 8 1 6 6 2 8
2 2 4 0 5 8 0 6 1 7 2 4 2 8 6 4 0 1 1 7
2 0 8 0 5 0 6 7 7 1 5 6 1 1 1 1 5 3 9 9
7 9 5 6 4 5 0 1 9 3 0 0 9 2 9 9 5 1 9 5
5 2 7 5 1 4 4 9 8 0 1 2 2 2 8 2 4 5 1 1
3 0 3 7 7 7 7 2 1 5 1 2 0 2 0 6 0 4 6 7
8 7 0 1 5 8 8 5 1 7 9 8 1 5 5 4 1 8 7 3
8 3 4 1 4 3 3 0 7 1 9 3 5 3 9 6 5 8 2 2
5 1 9 5 4 7 9 5 1 3 1 1 5 4 6 1 6 7 7 4
```

↘ ↓ ← ↑ ↖ ↙ ↗ ↘ dificultad (7)
0 1 2 3 4 5 6 7

SOPA DE NÚMERO BIOMÉDICA 42

Onfalocele: Defecto congénito en el cual el intestino u otros órganos abdominales protruyen a través de un agujero en la zona del ombligo del bebé y están cubiertos por una membrana.

Codificación: ___ ___ ___ ___ ___ ___ ___ ___ ___ ___

Frambesia: Enfermedad infectocontagiosa, no venérea, que se produce por el Treponema Pertenue. Desde el punto de vista clínico, es similar a la sífilis, porque su evolución se realiza en periodos.

Codificación: ___ ___ ___ ___ ___ ___ ___ ___ ___

Ataraxia: Según los epicúreos, imperturbabilidad del ánimo, serenidad y sosiego del espíritu, que proporciona el sometimiento de las pasiones al dictado de la sabiduría; es el estado de tranquilidad del alma y ausencia de pasiones. En medicina se adopta este significado y, así, se habla de fármacos atarácticos refiriéndose a los tranquilizantes.

Codificación: ___ ___ ___ ___ ___ ___ ___ ___

Nefrosis: Enfermedad degenerativa del riñón de carácter no inflamatorio.

Codificación: ___ ___ ___ ___ ___ ___ ___ ___

Laparotomía: Operación quirúrgica que consiste en abrir las paredes abdominales y el peritoneo.

Codificación: ___ ___ ___ ___ ___ ___ ___ ___ ___ ___ ___

0 2 1 8 5 1 0 9 8 1 9 9 1 0 4 5 6 0 4 3
5 6 2 5 5 4 8 8 8 2 6 9 5 2 5 9 1 4 3 8
1 4 6 1 3 5 1 9 0 3 6 7 6 3 8 7 9 2 0 7
6 5 3 2 0 6 3 4 4 3 1 4 4 7 4 5 1 6 3 1
1 7 8 0 2 1 6 3 1 7 0 8 6 8 2 3 1 6 2 1
4 1 6 2 9 9 9 7 2 4 6 1 1 6 9 2 3 0 4 2
6 4 8 5 4 1 4 8 1 6 4 5 3 4 5 6 2 0 3 1
1 9 7 2 6 6 3 9 1 9 4 5 3 4 1 6 5 2 8 1
1 9 8 1 9 2 5 1 1 8 5 4 2 8 3 9 2 6 0 7
2 9 2 6 0 0 9 3 9 9 5 8 4 9 2 2 0 8 8 1
1 4 3 5 8 9 0 9 1 4 6 4 3 5 6 2 9 8 3 1
6 2 2 2 1 2 8 3 2 2 7 1 5 9 7 1 1 0 4 9
3 8 5 4 7 0 7 6 5 7 0 0 3 9 1 3 5 6 7 1
5 1 3 5 7 0 9 9 9 4 7 7 5 8 0 9 7 4 2 6
1 4 6 2 4 5 3 8 1 6 6 8 0 1 5 0 0 9 8 2
2 5 8 8 3 3 5 0 4 9 0 2 3 4 1 5 5 9 8 1
5 6 4 6 4 9 5 0 8 1 2 7 4 1 3 5 5 2 1 1
0 8 5 7 4 0 8 5 3 0 7 2 0 9 9 2 9 7 2 6
9 4 8 2 7 9 2 3 2 5 1 9 3 9 4 4 7 6 4 1
5 4 8 0 0 8 4 4 9 3 4 7 9 4 3 9 7 0 2 3
0 3 7 4 7 7 3 7 7 6 6 9 8 6 6 7 6 2 4 3
0 8 4 2 8 3 1 3 7 4 3 9 2 2 8 8 3 5 9 0
0 7 8 2 1 9 8 6 4 5 9 3 8 4 2 6 9 6 7 1
9 9 4 2 8 0 7 5 5 2 3 0 9 4 0 3 7 7 3 0

→ ↓ ← ↑ ↘ ↗ ↙ ↖ dificultad (7)
0 1 2 3 4 5 6 7

SOPA DE NÚMERO BIOMÉDICA 43

Sexología: Ciencia que estudia la sexualidad humana, mejorando la calidad de vida de las personas en esta área.

Codificación: ___ ___ ___ ___ ___ ___ ___ ___ ___

Deprivación: Supresión de algo. Normalmente se utiliza esta expresión para indicar la supresión de información al sistema nervioso central, ya sea de toda la sensibilidad o bien de alguna en particular.

Codificación: ___ ___ ___ ___ ___ ___ ___ ___ ___ ___ ___

Leucotrieno: Molécula derivada del ácido araquidónico por acción de la 5-lipooxigenasa, producida especialmente por leucocitos, que actúa como mediador en procesos como la inflamación o las reacciones alérgicas.

Codificación: ___ ___ ___ ___ ___ ___ ___ ___ ___ ___ ___

Riboflavina: Es el precursor de las coenzimas, flavín adenín dinucleótido (FAD) y flavín mononucleótido (FMN). Estas actúan como transportadores de electrones en un cierto número de reacciones de oxidación-reducción (redox) involucradas en la producción de energía y en numerosas rutas metabólicas.

Codificación: ___ ___ ___ ___ ___ ___ ___ ___ ___ ___ ___

Verdugón: El significado de este vocablo abarca, compete y hace referencia a una variedad de erupción, eritema, roncha, equimosis, sarpullido, rojez o bulto que levanta en la piel un latigazo, azote, herida, golpe o lesión semejante.

Codificación: ___ ___ ___ ___ ___ ___ ___ ___

```
4 8 1 2 6 8 7 6 8 9 9 0 2 6 2 0 0 6 1 5
8 0 2 5 1 8 8 9 4 9 9 9 8 6 7 4 6 4 6 9
3 5 5 1 0 3 9 4 6 1 8 6 7 1 2 3 7 1 1 3
9 9 2 3 3 6 5 3 3 9 1 4 0 6 1 6 4 7 1 6
5 8 4 2 7 0 1 7 3 7 8 0 5 6 7 1 8 3 3 5
1 1 1 5 6 4 1 9 5 7 6 0 6 0 5 6 9 0 4 8
5 8 8 2 1 1 3 9 6 8 7 6 3 9 5 1 5 7 1 1
0 9 2 2 2 3 4 3 8 7 2 9 3 4 6 7 8 7 1
7 3 8 6 1 1 9 3 5 2 6 1 8 6 2 0 4 2 1 8
5 7 3 0 6 4 4 8 8 3 1 4 2 7 5 2 7 5 5 7
6 8 7 6 1 6 7 6 0 2 2 8 0 4 0 3 4 1 6 7
9 5 6 1 5 7 6 9 6 2 4 6 7 2 3 1 5 0 3 4
4 8 5 7 2 1 1 1 2 3 9 4 8 1 9 4 7 0 1 1
8 3 8 9 5 2 3 8 0 2 5 4 2 8 4 1 8 4 7 2
7 4 8 9 0 2 3 8 4 3 2 9 5 0 2 1 0 4 7 1
8 1 9 9 2 1 6 6 1 2 1 2 3 9 1 4 1 1 3 6
9 8 0 5 6 2 7 4 7 3 4 9 2 8 3 0 8 4 9 3
9 5 2 7 4 0 1 2 8 3 3 3 8 7 5 4 2 5 5 5
7 1 2 1 3 9 6 6 7 7 2 0 6 9 1 7 5 8 0 9
9 8 7 3 2 3 6 6 7 2 6 1 1 2 7 6 2 5 9 8
6 3 1 4 1 1 3 7 2 2 4 9 1 5 3 2 2 9 0 1
9 0 8 5 9 2 9 4 4 8 2 5 7 2 4 0 3 2 4 4
4 4 1 1 3 9 3 1 3 2 9 9 1 7 1 5 4 1 8 2
3 3 5 9 7 9 6 3 9 0 6 6 2 4 2 5 7 2 1 1
```

dificultad (7)

SOPA DE NÚMERO BIOMÉDICA 44

Evanescente: Que desaparece o se evapora.

Codificación: ___ ___ ___ ___ ___ ___ ___ ___ ___ ___ ___

Termómetro: Instrumento médico que se utiliza para medir la temperatura corporal y tiene como finalidad revisar si una persona presenta fiebre.

Codificación: ___ ___ ___ ___ ___ ___ ___ ___ ___ ___

Gliadina: Sustancia proteica obtenida a partir del trigo y del centeno. Es la principal fracción del gluten que es tóxica para las personas con trastornos relacionados con el gluten.

Codificación: ___ ___ ___ ___ ___ ___ ___ ___

Uveítis: Forma de inflamación ocular. Afecta la capa media del tejido de la pared ocular (úvea). Las señales de advertencia suelen aparecer de repente y empeorar con rapidez, estas incluyen el enrojecimiento del ojo, dolor y visión borrosa.

Codificación: ___ ___ ___ ___ ___ ___ ___

Feculento: Sedimento que deja la orina. Se dice de algo que tiene heces o sedimento excrementicio.

Codificación: ___ ___ ___ ___ ___ ___ ___ ___ ___

```
5 8 8 3 4 3 1 8 1 7 0 9 8 4 5 7 7 8 2 0
2 1 6 1 9 1 1 2 5 3 1 1 3 3 1 9 1 5 1 2
3 3 0 3 4 1 4 1 7 2 5 7 6 9 3 7 7 6 3 5
1 1 9 9 4 3 4 5 9 4 7 6 2 2 5 9 0 5 8 7
1 5 6 1 5 6 6 7 7 2 1 6 4 1 1 3 5 3 7 7
4 1 6 3 6 7 5 5 4 0 4 8 3 1 2 3 1 2 2 4
5 3 5 9 4 4 6 1 1 7 5 0 4 8 7 4 8 2 0 4
2 8 1 5 1 5 4 4 1 7 7 8 3 4 3 0 0 1 1 0
0 6 4 7 0 5 7 6 5 2 1 4 1 9 4 1 9 2 1 7
3 1 4 3 2 9 0 0 7 8 4 2 6 8 5 5 7 5 3 4
5 8 0 1 9 0 8 5 5 4 4 0 1 0 8 7 3 1 1 2
1 0 4 2 1 0 3 6 1 5 5 2 1 4 8 1 9 4 7 2
4 9 8 2 2 2 1 7 7 8 0 0 3 0 4 4 6 2 0 1
2 0 6 8 0 9 0 6 5 8 9 4 5 1 5 1 6 1 5 4
1 5 0 2 3 9 8 0 5 4 1 8 1 4 6 9 8 1 1 0
5 3 7 8 5 9 2 4 6 9 6 5 1 7 8 1 4 6 7 0
8 7 4 6 3 8 4 0 0 9 6 4 3 2 6 0 3 4 0 2
3 4 9 0 2 0 4 4 1 6 5 5 4 3 3 3 5 9 3 5
5 9 6 1 2 3 3 2 0 3 3 2 9 8 4 5 2 8 0 9
1 6 1 2 2 0 2 6 0 2 4 2 2 7 1 9 8 2 1 7
7 4 2 1 6 8 1 6 1 0 9 7 4 0 5 3 9 5 5 2
3 6 7 2 2 3 9 8 2 0 9 9 4 0 1 5 8 9 8 9
1 6 0 6 9 5 4 5 0 0 3 9 4 5 2 5 3 2 7 1
7 3 9 2 4 5 8 7 2 2 9 8 9 2 2 1 9 1 3 2
```

dificultad (7)

0 1 2 3 4 5 6 7

--

SOPA DE NÚMERO BIOMÉDICA 45

Osmolaridad: Concentración de una solución expresada en osmoles de soluto por litro de solución.

Codificación: ___ ___ ___ ___ ___ ___ ___ ___ ___ ___ ___

Yodofilia: Afinidad o apetencia por el yodo.

Codificación: ___ ___ ___ ___ ___ ___ ___ ___ ___

Barestesia: Sensopercepción del peso de un objeto.

Codificación: ___ ___ ___ ___ ___ ___ ___ ___ ___ ___

Insulinasa: Enzima que cataliza la hidrólisis de la insulina, que está presente en el hígado, el riñón y los músculos.

Codificación: ___ ___ ___ ___ ___ ___ ___ ___ ___ ___

Teomanía: Este vocablo se refiere (en psiquiatría) a la persona o individuo que se caracteriza por tener una manía y con ella consiste en creer o presumir Dios o un ser supremo que la padece, muy común en la imaginación o también puede considerar un trastorno.

Codificación: ___ ___ ___ ___ ___ ___ ___ ___

```
9 9 6 7 1 2 3 1 9 3 3 0 7 6 6 0 2 2 9 2
5 8 3 2 6 9 4 5 5 4 4 2 8 2 0 2 3 9 4 0
2 0 9 9 1 6 7 0 0 3 2 3 9 8 8 0 5 4 1 5
7 1 1 3 9 5 6 6 4 4 2 5 5 3 9 9 1 6 4 9
1 0 8 7 3 9 0 1 8 6 5 4 5 8 5 3 3 6 9 9
0 2 3 9 3 1 2 5 8 9 2 6 0 1 1 1 9 7 9 7
2 1 3 8 5 4 3 2 8 8 6 5 1 7 4 0 3 4 1 6
1 5 3 2 6 0 3 3 8 2 0 0 3 1 1 6 9 4 1 5
4 1 2 5 2 6 7 3 7 2 6 2 8 2 2 1 5 6 2 4
1 6 1 1 9 0 2 5 1 2 0 2 5 9 1 1 2 0 1 0
9 1 7 8 0 5 0 4 9 8 9 2 9 7 7 5 7 7 6 9
2 3 4 7 7 0 1 0 0 4 9 0 4 8 3 5 6 9 1 4
1 1 3 4 9 7 7 8 7 4 1 9 1 6 1 8 7 5 3 2
2 1 8 1 9 8 3 0 9 9 0 1 2 1 9 9 8 9 1 4
2 4 7 8 7 5 1 9 0 9 8 5 9 8 1 4 2 3 0 9
0 3 4 2 8 3 7 2 3 0 0 3 7 1 9 2 3 1 2 8
2 0 5 7 7 0 9 4 9 0 8 9 0 1 5 1 0 5 6 0
4 1 5 2 2 0 8 9 2 7 1 3 5 4 1 8 7 7 1 9
1 7 6 1 1 3 3 5 2 0 1 7 9 1 8 6 2 1 6 4
9 6 5 6 3 2 6 1 6 4 1 6 6 9 1 2 9 1 8 8
0 2 5 3 1 9 8 6 7 4 8 1 8 9 0 1 9 7 8 7
8 2 0 6 3 1 0 1 3 0 9 3 7 2 6 3 8 2 1 1
7 2 2 1 2 1 2 7 5 5 7 3 4 4 7 8 2 3 4 0
7 1 1 8 7 3 2 0 8 7 7 8 0 7 3 9 6 5 5 5
```

dificultad (7)

SOPA DE NÚMERO BIOMÉDICA 46

Senilidad: Derivada del latín "senilis", hace referencia a una serie de cambios tanto físicos como cognitivos asociados con el envejecimiento avanzado. En el ámbito médico, este término a menudo se utiliza para describir la disminución de la función mental y física que puede acompañar a la vejez.

Codificación: ___ ___ ___ ___ ___ ___ ___ ___ ___

Ventriculitis: Inflamación de los ventrículos cerebrales, que son las cavidades en el interior del cerebro que contienen líquido cefalorraquídeo.

Codificación: ___ ___ ___ ___ ___ ___ ___ ___ ___ ___ ___ ___ ___

Exotoxina: Proteína soluble liberada al exterior por algunas bacterias, con variadas actividades biológicas deletéreas. Únicamente afecta a aquellas células que contengan receptores específicos.

Codificación: ___ ___ ___ ___ ___ ___ ___ ___ ___

Kanamicina: Bactericida y aminoglucósido que se encarga de modificar la síntesis proteica bacteriana y se utiliza en el tratamiento de septicemia. Derivada de bacilos gramnegativos que sean resistentes a gentamicina.

Codificación: ___ ___ ___ ___ ___ ___ ___ ___ ___ ___

Jouler: Unidad del sistema de energía y calor aceptada internacionalmente que indica la energía necesaria para desplazar 1 kg a lo largo de 1 m por un newton de fuerza. Símbolo: J. Unidad de trabajo del Sistema Internacional Unidades. Es una fuerza de un newton (N) aplicado en una longitud lineal de 1 m.

Codificación: ___ ___ ___ ___ ___ ___

```
7 4 8 0 1 3 2 8 7 8 5 4 3 3 3 6 7 0 9 4
0 0 1 5 8 5 2 5 6 8 8 6 4 4 7 4 9 4 1 4
3 4 4 8 2 6 4 7 5 9 6 5 5 4 4 6 7 1 6 4
8 0 1 3 4 5 6 5 9 5 4 3 3 0 0 8 2 8 8 0
4 0 9 5 6 7 8 1 3 5 9 1 1 2 2 6 0 5 2 1
1 7 5 8 6 1 4 3 1 8 8 3 1 5 9 9 3 5 5 9
1 6 2 1 5 9 7 5 1 3 8 2 0 6 1 5 1 3 9 0
4 1 6 6 8 8 5 7 4 7 4 9 9 0 2 0 4 8 0 5
6 1 1 0 2 2 5 8 6 8 3 3 7 6 9 3 3 7 3 4
2 1 1 3 7 5 4 1 5 0 0 6 1 4 2 7 5 8 1 2
3 1 2 7 5 2 1 8 0 9 4 9 2 2 1 1 6 1 9 2
7 1 6 5 4 0 5 5 5 3 9 1 1 2 2 5 6 3 1 9
8 4 1 4 7 5 9 0 2 8 2 2 0 2 2 4 2 2 4 6
9 1 5 1 3 1 7 3 9 6 5 4 1 2 3 3 9 5 4 5
9 1 2 6 8 4 9 6 2 5 8 4 6 7 9 3 1 0 1 9
4 3 5 0 5 9 4 9 5 7 5 8 2 0 9 8 5 3 2 5
0 9 0 9 4 1 3 7 4 6 5 3 2 1 1 9 5 1 3 5
5 3 0 4 4 2 9 2 8 5 1 1 1 0 1 0 8 5 6 1
0 9 3 6 8 9 7 6 9 7 8 0 2 2 2 1 0 1 0 9
8 1 8 9 3 4 7 3 8 8 2 0 5 9 4 3 5 0 2 2
6 4 8 9 7 1 9 6 9 4 6 8 1 1 1 6 2 0 7 7
7 1 8 8 0 4 2 3 5 3 2 0 9 2 5 8 1 6 7 2
1 0 4 3 8 0 3 9 2 4 0 6 9 1 3 0 3 7 5 3
8 0 4 3 1 1 0 0 7 5 8 2 9 3 2 7 9 6 7 2
```

dificultad (7)

SOPA DE NÚMERO BIOMÉDICA 47

Apuñalar: Herir o matar clavando un puñal o cuchillo. Dar de puñaladas.

Codificación: ___ ___ ___ ___ ___ ___ ___ ___

Lipomatosis: Cuadro caracterizado por la existencia de lipomas múltiples diseminados por todo el organismo o gran parte de este. En sentido amplio, también se refiere al aumento de obesidad zonal por proliferación regional del tejido adiposo.

Codificación: ___ ___ ___ ___ ___ ___ ___ ___ ___ ___ ___

Yodoquinol: Es un medicamento antiinfeccioso que combate las infecciones causadas por amebas.

Codificación: ___ ___ ___ ___ ___ ___ ___ ___ ___ ___

Ecografía: Técnica de diagnóstico por imagen, basada en la diferente capacidad de los tejidos para reflejar o refractar las ondas de ultrasonido.

Codificación: ___ ___ ___ ___ ___ ___ ___ ___ ___

Retrognatia: Mandíbula de tamaño normal, pero retraída, que suele presentarse con un complemento disoclusivo.

Codificación: ___ ___ ___ ___ ___ ___ ___ ___ ___ ___ ___

```
1 9 5 3 6 9 5 2 0 4 4 2 0 0 0 9 8 6 4 8
3 7 1 9 7 6 6 8 0 2 3 3 6 3 3 7 5 2 3 6
2 9 7 9 4 1 0 6 3 0 2 2 7 8 9 6 8 8 8 7
4 1 8 4 1 0 7 8 3 9 0 5 9 5 6 1 6 9 6 7
3 6 9 2 1 9 6 2 2 1 2 3 6 9 4 6 0 2 9 6
2 2 7 5 8 0 1 4 6 1 4 2 5 1 4 9 9 1 5 8
1 2 1 8 2 0 7 1 3 8 0 2 6 0 5 6 9 8 2 6
7 5 0 6 4 1 5 2 2 0 3 0 3 1 8 7 8 3 3 9
5 7 9 6 1 8 1 3 8 1 8 8 8 3 1 9 5 1 9 4
3 3 3 6 7 4 9 9 2 7 1 9 2 8 3 9 8 6 9 6
1 3 4 0 2 9 1 2 1 0 7 5 8 3 9 1 5 6 4 3
6 5 0 1 9 5 3 9 9 6 2 9 1 6 5 1 7 5 9 2
7 7 5 7 3 3 3 0 2 5 7 1 8 2 4 0 4 2 7 7
1 7 0 5 7 5 7 3 4 2 5 1 4 3 2 1 4 4 6 4
9 7 9 0 4 1 7 2 7 9 8 3 4 8 5 7 6 3 5 7
1 4 4 9 0 5 4 1 6 5 1 1 1 1 0 8 1 3 1 8
6 9 0 9 1 5 6 9 4 8 2 7 6 2 2 2 5 1 5 5
3 9 4 0 1 5 9 7 1 7 9 7 5 1 2 1 8 8 9 9
0 9 7 5 6 2 5 9 6 3 2 6 0 5 4 5 9 0 2 3
1 9 8 7 5 6 9 9 9 6 4 1 2 8 1 6 5 1 2 3
0 0 2 9 0 2 6 1 1 2 1 3 1 6 1 7 1 9 2 1
4 9 4 0 5 4 0 1 9 4 3 0 1 7 4 2 7 6 3 0
1 5 7 8 2 5 6 5 9 1 3 3 4 4 0 0 9 9 2 5
3 1 2 9 7 5 4 2 5 9 1 7 6 5 0 8 7 7 3 6
```

dificultad (7)
0 1 2 3 4 5 6 7

SOPA DE NÚMERO BIOMÉDICA 48

Cigospora: Es la parte sexual de un hongo; una clamidospora (chlamydospora) es creada por la fusión de los gametos haploides mediante diversos tipos de acoplamientos. Sigue siendo generalmente inactiva durante algún tiempo. Cuando el ambiente es favorable, germina y la meiosis ocurre produciendo un esporangio en el extremo de un esporangióforo. El esporangio vierte las esporas.

Codificación: ___ ___ ___ ___ ___ ___ ___ ___ ___

Manometría: Procedimiento diagnóstico que sirve para examinar las presiones a diferentes niveles o la fuerza de contracción de distintos órganos, como el esófago, la faringe, el tramo final del intestino, la uretra o el suelo pélvico.

Codificación: ___ ___ ___ ___ ___ ___ ___ ___ ___ ___

Tubulina: Proteína globular dimérica formada por dos polipéptidos: la tubulina alfa y la beta. Se organizan en forma de tubo para dar origen a los microtúbulos, que junto con los microfilamentos de actina y los filamentos intermedios constituyen el citoesqueleto.

Codificación: ___ ___ ___ ___ ___ ___ ___ ___

Hepatoma: A veces se denomina carcinoma hepatocelular. Ambos términos se refieren a una afección comúnmente conocida como cáncer de hígado. Es un cáncer primario.

Codificación: ___ ___ ___ ___ ___ ___ ___ ___

Disentería: Término griego que se emplea para denominar los síndromes anatomoclínicos, los cuales se caracterizan por una inflamación de la mucosa del colon, deposiciones mucosanguinolentas, normalmente acuosas, tenesmo (dolor al evacuar) intestinal y mal estado general.

Codificación: ___ ___ ___ ___ ___ ___ ___ ___ ___ ___

```
3 4 2 7 1 1 1 8 5 1 3 9 4 8 0 4 5 0 4 6
1 6 3 0 4 9 7 1 1 8 0 9 2 5 6 2 7 8 4 5
2 7 0 4 1 1 1 3 1 6 8 8 0 3 7 9 7 4 8 7
0 7 1 0 8 6 4 1 0 0 3 5 6 6 6 2 8 0 7 4
1 9 0 0 8 3 5 3 1 7 5 8 4 5 4 6 4 7 3 8
8 1 3 4 7 2 9 1 6 3 9 3 4 2 1 2 5 5 8 7
5 7 9 4 2 0 5 3 5 9 5 6 1 6 1 9 7 9 0 4
8 1 1 0 1 8 5 2 4 7 1 9 3 5 0 9 1 9 2 4
5 4 5 7 1 9 1 6 1 7 1 0 2 6 1 7 9 3 9 7
1 2 1 2 2 2 2 1 2 9 1 4 1 9 2 6 2 2 6
7 0 2 1 0 3 9 1 1 2 5 3 1 6 1 4 1 1 3 1
1 7 4 8 1 8 2 4 4 4 5 7 2 8 0 7 1 4 9 8
2 3 1 6 6 5 7 8 9 2 4 4 1 9 5 0 6 6 0 4
1 0 5 2 9 4 6 3 1 3 1 2 1 2 1 8 5 6 4 4
1 0 0 7 4 5 3 0 1 7 9 6 8 6 2 9 5 5 3 1
6 7 2 1 9 5 6 7 3 9 5 0 7 1 2 7 5 5 5 5
1 7 9 7 5 6 4 2 4 8 8 4 8 7 9 8 6 8 9 3
3 3 4 2 0 8 3 6 9 2 3 4 0 6 6 7 6 9 5 6
1 1 6 3 2 9 7 8 3 5 9 0 7 6 3 2 8 2 3 9
6 4 6 5 4 6 6 6 1 1 6 9 9 6 1 1 9 7 6 1
8 7 3 4 5 8 2 7 6 3 3 1 9 2 1 7 9 1 8 6
5 1 1 6 9 2 2 2 0 3 8 1 9 5 5 9 9 8 7 4
2 4 2 1 7 5 4 4 4 6 6 0 2 9 2 9 0 7 0 8
2 0 0 1 7 2 1 7 2 3 0 1 2 8 6 0 0 7 0 1
```

dificultad (7)

SOPA DE NÚMERO BIOMÉDICA 49

Nitrazepam: Benzodiazepina de acción intermedia, utilizada para el tratamiento del insomnio. A veces también se utiliza para el tratamiento de la epilepsia.

Codificación: ___ ___ ___ ___ ___ ___ ___ ___ ___ ___

Uroquinasa: Medicamento capaz de destruir los coágulos sanguíneos estimulando en la sangre el paso de plasminógeno a plasmina.

Codificación: ___ ___ ___ ___ ___ ___ ___ ___ ___ ___

Palinopsia: Conjunto de ilusiones visuales que se presentan como perseveración de imágenes visuales.

Codificación: ___ ___ ___ ___ ___ ___ ___ ___ ___ ___

Frenesí: El concepto permite hacer referencia a la agitación o conmoción del ánimo, a un estado de excitación o exacerbación, o a un cierto tipo de delirio.

Codificación: ___ ___ ___ ___ ___ ___ ___

Sialografía: Técnica de diagnóstico por imagen específicamente utilizada para visualizar e investigar las glándulas salivales y sus conductos asociados.

Codificación: ___ ___ ___ ___ ___ ___ ___ ___ ___ ___ ___

```
6 1 3 8 5 8 8 2 6 7 7 9 6 2 7 1 5 9 8 0
1 7 1 0 3 6 1 6 1 7 6 1 2 1 1 9 0 2 9 1
5 8 5 5 2 7 2 8 5 1 5 5 2 2 1 0 4 1 2 2
9 0 5 4 1 0 3 6 2 3 5 7 0 8 3 9 2 1 9 7
4 0 9 4 1 9 8 3 9 0 1 3 4 6 3 1 3 6 7 8
2 7 9 0 6 0 5 6 6 6 8 2 5 5 3 4 9 6 8 5
9 4 3 1 0 7 9 0 7 7 1 7 2 5 7 9 7 5 8 0
0 1 6 9 5 0 0 6 3 7 0 1 4 7 9 7 3 4 8 4
9 5 0 7 3 9 1 4 9 6 3 0 1 3 9 4 1 3 9 6
7 4 5 4 6 4 1 9 9 6 6 9 8 4 7 7 1 9 8 2
0 0 6 9 1 3 2 9 4 5 5 6 1 3 2 6 1 9 1 4
0 8 8 0 3 0 2 5 4 1 5 9 1 6 8 8 9 8 9 4
1 3 1 3 4 0 4 3 1 3 9 7 7 6 8 6 0 2 8 7
2 9 9 5 3 3 3 2 7 5 9 3 7 0 5 2 5 0 7 6
0 8 4 9 0 7 3 9 4 6 2 5 0 0 0 3 9 7 6 0
6 5 8 0 6 6 0 5 3 1 2 5 3 4 6 7 9 8 1 5
3 3 7 3 1 1 7 1 5 7 2 1 9 1 1 2 9 4 1 0
6 4 1 9 1 7 6 1 6 1 0 5 3 8 1 2 1 9 9 7
8 1 9 0 2 7 1 6 1 4 1 9 2 1 1 7 1 9 5 5
0 5 0 7 1 7 1 7 1 6 7 8 0 1 5 1 9 1 3 4
1 1 0 2 1 4 1 9 2 2 8 1 6 1 9 1 2 2 1 9
6 1 7 1 3 1 1 0 7 0 8 1 6 7 8 2 7 0 7 8
1 6 7 1 5 8 8 1 1 7 2 8 3 9 5 6 3 2 7 9
2 8 4 7 9 9 8 6 1 7 3 0 6 1 2 0 2 7 1 0
```

dificultad (7)
0 1 2 3 4 5 6 7

SOPA DE NÚMERO BIOMÉDICA 50

Ocronosis: Pigmentación de la piel, los cartílagos y los tendones de color amarillento.

Codificación: ___ ___ ___ ___ ___ ___ ___ ___ ___

Vomitar: También denominado trasbocar es forzar los contenidos del estómago a subir a través del esófago y salir por la boca.

Codificación: ___ ___ ___ ___ ___ ___ ___

Bagazosis: Enfermedad profesional inmunológica, encuadrada como una neumonitis por hipersensibilidad, que afecta a los trabajadores de la caña de azúcar. Se produce por la exposición repetida al bagazo, siendo sus alérgenos el Termoactinomyces sarachi y Termoactinomyces vulgaris.

Codificación: ___ ___ ___ ___ ___ ___ ___ ___ ___

Gametocida: Agente capaz de matar o destruir los gametos. En medicina, se aplica a cualquier agente que destruye los gametos o gametocitos.

Codificación: ___ ___ ___ ___ ___ ___ ___ ___ ___ ___

Ensoñación: Estado de conciencia, más o menos desconectado de la realidad, en el que el sujeto se deja llevar por una sucesión casi siempre incoherente de imágenes y pensamientos dependientes de motivaciones afectivas (deseos, temores, emociones, etc.), más que del pensamiento lógico.

Codificación: ___ ___ ___ ___ ___ ___ ___ ___ ___ ___

1 4 8 2 4 5 2 5 4 4 8 2 6 4 3 6 5 6 3 3
7 0 6 3 1 3 0 3 0 0 1 2 3 8 2 0 4 7 4 2
8 8 7 6 4 0 7 1 1 3 5 2 1 1 6 3 9 4 1 9
4 3 8 1 0 0 4 3 4 5 3 9 6 8 8 8 3 8 1 1
6 3 5 4 3 2 5 2 2 0 5 6 8 0 2 6 9 4 3 3
4 8 3 6 8 6 9 1 6 2 1 0 2 7 1 5 7 9 9 4
6 3 3 7 8 8 3 0 6 8 2 8 2 6 6 2 0 5 3 7
1 2 1 1 8 6 2 1 2 7 1 2 8 4 9 1 0 1 1 7
7 4 4 0 3 8 2 4 5 6 1 9 8 7 3 9 4 4 5 0
3 7 2 9 4 0 5 3 0 6 1 7 0 7 6 8 2 6 1 8
1 0 6 8 6 2 7 2 0 7 7 4 6 6 1 2 1 9 6 0
7 4 9 0 4 1 6 4 2 7 9 1 1 1 9 6 7 0 1 4
3 1 1 7 5 5 6 8 9 5 7 0 3 6 4 8 6 6 0 7
4 3 0 5 6 2 3 1 6 1 3 9 2 1 1 1 9 8 2 4
1 5 4 6 0 0 0 5 3 1 8 5 1 2 8 9 8 1 4 3
7 8 7 5 8 3 4 8 7 3 4 0 8 3 2 8 1 8 1 7
7 4 0 9 1 0 4 6 2 2 2 9 9 2 7 8 9 3 5 8
0 4 8 2 1 7 1 2 7 1 6 2 0 9 2 0 9 7 6 0
7 9 9 5 5 4 9 0 2 5 9 8 9 8 9 4 2 0 4 1
2 0 4 1 7 5 4 7 1 0 4 2 0 5 4 7 3 9 2 7
7 3 1 6 0 1 3 6 6 8 2 6 5 5 0 9 4 8 0 6
2 9 6 3 0 3 8 1 8 7 3 6 0 3 2 2 2 3 4 4
3 5 0 8 1 5 9 6 6 3 0 0 1 5 8 4 1 4 0 9
7 8 5 0 4 2 5 2 7 0 9 2 6 3 8 7 0 0 0 0

dificultad (7)
0 1 2 3 4 5 6 7

SOPA DE NÚMERO BIOMÉDICA 51

Secador: Equipo que realiza el secado de la radiografía, con aire caliente sobre las dos superficies de la película a medida que se transporta por la cámara de secado. Ventilador que aspira aire del exterior y lo dirige a través de las bobinas calefactores y de una canalizacion de los tubos de secado.

Codificación: ___ ___ ___ ___ ___ ___ ___

Irisopsia: Defecto visual del iris de los ojos en los que aparecen objetos rodeados de anillos de luz de colores.

Codificación: ___ ___ ___ ___ ___ ___ ___ ___ ___

Neurilema: Cubierta formada por una célula de Schwann, que engloba la vaina de mielina de una o varias fibras nerviosas periféricas. Cada fibra nerviosa posee una vaina de mielina para cada segmento internodal.

Codificación: ___ ___ ___ ___ ___ ___ ___ ___

Xantelasma Placas amarillentas que están formadas por colesterol, localizadas, preferentemente, en los párpados.

Codificación: ___ ___ ___ ___ ___ ___ ___ ___ ___

Histeropexia: Intervención quirúrgica que consiste en la fijación del útero, o bien a los órganos vecinos o a la pared abdominal, para corregir el descenso o la retroversión uterina.

Codificación: ___ ___ ___ ___ ___ ___ ___ ___ ___ ___ ___

```
4 6 9 6 0 7 5 9 1 1 3 6 7 2 6 1 5 5 4 3
5 4 5 7 1 5 4 5 2 8 4 7 6 3 9 4 5 1 1 1
4 0 2 2 9 7 0 1 9 2 2 1 3 6 8 8 7 6 3 8
6 1 8 5 4 7 2 5 9 8 4 0 7 4 8 3 0 7 7 5
2 8 9 5 1 9 4 3 6 3 7 0 0 4 9 5 9 4 1 4
5 6 3 5 1 1 4 0 9 0 4 1 4 7 4 0 4 3 7 8
2 8 9 1 2 4 4 8 0 9 6 4 1 5 7 3 2 0 4 9
4 1 1 6 9 5 5 2 0 9 8 7 8 6 8 0 2 1 7 4
6 1 2 5 2 0 7 2 1 9 2 8 6 9 9 6 2 7 6 6
1 5 8 0 4 0 2 1 2 5 5 5 4 2 4 0 0 0 2 7
5 4 7 6 5 7 9 7 6 1 1 5 1 5 9 4 2 9 8 1
8 4 9 4 0 3 1 8 1 1 9 2 4 4 5 6 2 4 3 5
3 8 7 9 1 0 1 4 3 6 9 9 1 0 5 6 0 1 0 4
8 9 9 3 3 9 1 4 4 1 1 1 1 2 1 7 2 6 1 0
1 9 9 3 3 2 5 5 1 9 9 0 5 2 0 1 5 6 7 4
0 4 9 5 6 4 3 6 2 6 5 9 2 1 5 1 6 8 5 7
1 9 3 2 0 6 5 6 5 3 1 7 4 9 2 1 3 0 9 9
2 9 9 3 8 5 0 5 4 0 7 9 2 5 9 0 3 1 2 6
2 9 5 1 1 2 1 7 9 0 8 6 7 7 3 1 2 1 6 5
3 3 1 9 6 1 7 4 7 0 6 3 3 0 3 7 9 9 0 2
6 7 0 2 6 3 9 2 5 8 7 4 1 4 6 1 1 3 8 4
2 5 6 1 4 9 2 9 6 5 3 2 4 3 0 9 7 1 0 4
3 9 5 5 1 2 3 2 0 1 6 6 9 8 2 0 8 6 4 1
9 3 2 7 3 9 7 2 9 1 1 3 1 7 5 6 7 3 5 2
```

→ ↓ ← ↑ ↖ ↗ ↘ dificultad (7)
0 1 2 3 4 5 6 7

SOPA DE NÚMERO BIOMÉDICA 52

Corditis: Inflamación del cartílago, aunque por la carencia de vasos del cartílago falta uno de los síntomas inflamatorios: la rubefacción. Es una condición médica que se refiere a la inflamación de las cuerdas vocales.

Codificación: ___ ___ ___ ___ ___ ___ ___ ___

Tribadismo: Práctica de sexo génito-genital entre dos mujeres.

Codificación: ___ ___ ___ ___ ___ ___ ___ ___ ___ ___

Quemosis: Es un signo de irritación del ojo, caracterizada por la hinchazón del tejido conjuntival del ojo, específicamente la conjuntiva bulbar y palpebral.

Codificación: ___ ___ ___ ___ ___ ___ ___ ___

Lambdaicismo: Trastorno de la pronunciación que consistente en la imposibilidad de pronunciar la letra ele.

Codificación: ___ ___ ___ ___ ___ ___ ___ ___ ___ ___ ___ ___

Guanosina: Es un nucleósido que se obtiene al enlazar la base nitrogenada guanina a un anillo de ribosa (también denominado ribofuranosa) mediante un enlace glucosídico β-N9.

Codificación: ___ ___ ___ ___ ___ ___ ___ ___ ___

```
5 2 8 9 4 7 7 7 0 0 3 3 8 8 4 9 3 4 8 6
7 3 2 0 5 0 5 1 8 0 0 4 0 2 3 8 3 2 1 1
7 4 7 3 0 5 3 3 1 1 7 5 6 7 3 3 7 3 1 8
4 3 5 2 0 2 2 2 3 2 3 3 8 4 5 5 3 7 3 3
0 4 2 1 6 5 0 0 1 8 4 1 7 6 7 7 5 7 2 3
5 7 9 1 1 6 1 8 0 9 8 1 1 1 5 2 4 4 6 0
7 3 8 1 0 8 8 8 3 7 0 6 7 0 9 5 9 0 1 4
7 5 2 0 3 2 8 0 9 7 4 2 0 4 3 6 6 5 3 7
8 7 8 4 2 3 8 5 3 9 4 0 0 9 4 9 2 6 1 7
1 5 0 6 9 0 9 8 5 3 0 8 6 1 8 7 6 3 0 9
0 0 5 0 1 3 3 0 7 0 0 6 2 3 0 4 9 3 2 2
7 0 7 8 3 1 6 1 9 4 9 2 1 9 2 0 9 9 9 1
1 6 1 3 1 0 2 9 4 1 2 9 9 1 1 2 5 7 3 9
9 7 9 2 8 9 9 3 1 2 6 4 1 1 0 2 5 0 9 6
7 5 6 7 1 7 7 1 2 7 4 4 3 4 5 9 8 3 1 0
3 1 8 2 3 9 6 6 8 8 8 6 8 2 9 9 1 4 4 3
6 4 6 2 4 7 0 0 9 7 2 8 7 1 0 8 2 8 2 9
7 2 7 1 4 1 9 0 2 6 1 4 1 1 2 2 7 8 3 5
6 5 9 6 2 9 4 0 0 2 7 0 2 2 9 9 2 8 1 0
1 4 9 5 2 3 6 2 0 4 6 0 1 1 9 5 1 1 1 5
7 6 4 7 2 7 0 8 0 7 2 9 5 3 0 8 0 9 2 2
7 2 4 0 8 9 7 7 1 1 4 4 6 1 8 8 0 5 1 5
0 1 1 8 2 2 5 1 3 1 6 2 0 9 2 0 0 1 5 7
9 0 4 4 8 4 2 6 3 0 8 0 1 4 8 3 2 3 0 5
```

→ ↓ ← ↑ ↘ ↗ ↙ ↖ dificultad (7)
0 1 2 3 4 5 6 7

SOPA DE NÚMERO BIOMÉDICA 53

Mepivacaína: Anestésico local de acción intermedia en forma de solución inyectable, el cual posee propiedades similares a la lidocaína, evitando la propagación del impulso nervioso en procedimientos quirúrgicos dentales, en su mayoría.

Codificación: ___ ___ ___ ___ ___ ___ ___ ___ ___ ___ ___

Ureasa: Es una enzima que cataliza la hidrólisis de urea a dióxido de carbono y amoníaco.

Codificación: ___ ___ ___ ___ ___ ___

Decarboxilasa: Son liasas carbono-carbono que agregan o remueven (dependiendo de si está favorecida la reacción directa o la inversa) grupos carboxilo de diferentes compuestos orgánicos. Esta enzima cataliza la descarboxilación de aminoácidos, beta-cetoácidos y alfa-cetoácidos.

Codificación: ___ ___ ___ ___ ___ ___ ___ ___ ___ ___ ___ ___ ___

Saciedad: Se refiere a esa sensación de plenitud que experimentamos después de comer, ese estado que nos indica que hemos ingerido suficientes alimentos y nutrientes, y que, a su vez, nos disuade de continuar comiendo.

Codificación: ___ ___ ___ ___ ___ ___ ___ ___

Ofidismo: Envenenamiento, emponzoñamiento o accidente ofídico causado por una mordedura de serpiente y la secreción inoculada (veneno).

Codificación: ___ ___ ___ ___ ___ ___ ___ ___

8 2 3 4 9 3 0 8 9 4 6 5 6 4 3 2 2 0 1 6
1 1 0 2 1 2 1 9 5 2 6 1 2 9 1 1 3 5 4 6
6 3 3 0 5 8 0 3 2 2 8 0 4 7 7 2 8 5 3 7
8 2 5 2 2 1 0 8 7 1 8 1 6 5 5 9 4 1 2 4
3 6 8 1 6 0 4 6 7 2 2 0 1 0 8 7 4 5 6 5
2 7 4 9 7 6 2 5 3 9 2 2 2 9 3 5 4 9 1 4
6 6 6 2 6 9 3 7 8 5 7 1 6 1 5 7 3 1 7 7
8 1 4 1 6 0 2 0 0 3 1 5 5 4 9 7 8 4 4 8
4 8 5 4 7 9 3 3 4 2 0 9 5 7 5 9 4 8 9 8
6 1 1 3 3 0 9 4 1 8 9 1 4 9 7 4 4 0 8 3
3 6 2 7 4 0 0 9 1 3 9 2 8 6 7 9 2 7 7 9
9 6 7 0 5 6 7 1 4 7 1 2 7 5 4 7 3 2 0 8
6 9 9 0 9 8 4 0 0 8 3 3 5 3 9 0 8 7 3 2
4 4 5 3 2 4 1 5 4 7 4 2 0 5 1 9 7 3 9 9
6 9 6 9 2 7 0 6 1 2 1 3 4 1 1 3 3 1 2 3
2 2 1 0 5 6 9 3 4 5 4 9 1 4 4 6 2 6 7 0
9 0 6 9 6 2 5 3 2 9 5 1 0 0 8 1 1 9 0 7
9 1 5 5 7 8 8 2 7 0 9 6 5 1 4 4 2 7 3 8
2 3 6 1 2 7 5 7 0 2 3 8 5 0 7 8 5 8 0 8
3 1 6 9 6 4 5 0 4 1 1 9 1 9 0 7 7 5 5 9
5 6 3 2 2 4 3 4 1 2 0 6 1 6 9 8 1 9 6 6
5 2 6 7 7 1 4 9 8 6 2 0 4 8 4 9 5 3 3 6
9 1 5 8 9 1 3 3 0 0 6 0 0 1 5 6 6 8 7 3
2 2 5 3 1 5 5 2 2 0 9 8 8 3 3 6 7 6 5 4

dificultad (7)
0 1 2 3 4 5 6 7

SOPA DE NÚMERO BIOMÉDICA 54

Expectoración: Expulsión de moco, esputo o líquido desde la tráquea o los pulmones por la tos o el carraspeo.

Codificación: ___ ___ ___ ___ ___ ___ ___ ___ ___ ___ ___ ___ ___

Rabdomioma: Tumor benigno que se origina en alguno de los músculos estriados.

Codificación: ___ ___ ___ ___ ___ ___ ___ ___ ___ ___

Vitelina: Dícese de la membrana que envuelve el óvulo de los animales.

Codificación: ___ ___ ___ ___ ___ ___ ___ ___

Acalcerosis: Deficiencia de calcio en el hueso.

Codificación: ___ ___ ___ ___ ___ ___ ___ ___ ___ ___ ___

Bursolito: Cálculo localizado en una bolsa serosa.

Codificación: ___ ___ ___ ___ ___ ___ ___ ___ ___

```
2 0 8 3 1 6 8 2 7 2 8 1 2 1 7 9 3 1 3 2
6 5 2 3 7 5 8 4 2 0 4 6 4 0 2 6 1 9 9 6
3 3 0 8 4 7 6 7 8 6 3 6 0 0 3 0 9 4 6 0
5 2 1 8 1 2 4 2 3 5 0 2 2 5 2 7 1 6 2 3
0 2 6 5 1 6 4 9 4 5 0 3 6 5 1 0 2 8 2 9
8 9 5 7 9 3 8 5 9 0 2 4 2 5 3 5 4 1 2 0
4 4 4 1 6 8 9 3 6 3 8 5 2 3 9 1 1 9 1 0
9 0 3 4 7 6 9 3 6 1 0 9 2 7 0 9 6 1 9 4
1 2 2 8 4 5 5 6 6 9 8 5 1 2 2 3 1 9 2 4
5 9 9 2 3 5 3 6 8 7 4 9 4 7 1 7 3 7 0 6
2 0 5 5 3 6 2 2 8 5 8 6 5 2 2 8 9 4 1 2
9 2 9 2 6 5 0 8 1 0 6 9 3 4 8 8 1 8 6 1
2 6 4 2 3 0 4 5 3 1 4 1 4 2 7 4 6 2 1 1
9 1 6 7 3 1 9 9 5 0 6 5 2 4 9 5 1 0 2 3
6 9 3 3 6 3 0 6 3 1 0 1 4 2 8 5 3 5 9 6
3 1 2 1 9 7 5 4 6 8 4 4 9 3 4 1 1 3 2 7
3 5 5 1 6 7 4 1 2 7 6 2 7 1 5 0 0 2 1 4
1 3 2 3 9 2 1 5 1 2 9 1 4 1 3 6 9 7 1 4
4 2 4 9 4 8 1 6 2 9 5 9 2 6 0 9 1 5 6 8
5 1 1 0 3 2 1 2 7 8 0 8 4 2 0 7 3 9 7 8
1 1 6 3 7 9 8 8 8 0 1 8 9 6 5 6 5 1 7 1
8 3 2 0 1 3 0 5 5 8 4 2 9 4 7 5 4 2 1 4
0 1 9 2 8 2 5 3 5 9 6 5 9 8 9 6 1 0 1 4
4 4 7 8 2 8 0 0 9 2 2 3 9 3 5 9 4 5 4 6
```

dificultad (7)
0 1 2 3 4 5 6 7

SOPA DE NÚMERO BIOMÉDICA 55

Umbilicación: Una depresión que se asemeja a un ombligo.

Codificación: ___ ___ ___ ___ ___ ___ ___ ___ ___ ___ ___

Pagofagia: Consumo compulsivo de hielo o bebidas heladas. Puede deberse a variadas causas, por síndrome de pica, por alteraciones neurológicas, por deficiencias mentales o, sencillamente, porque esto produce placer al que lo practica.

Codificación: ___ ___ ___ ___ ___ ___ ___ ___ ___

Hipema: Presencia de sangre en la cámara anterior del ojo. Produce una disminución súbita de la visión. En general resuelve en algunos días (3 a 5) pudiendo recidivar. Suele provocar aumento de la tensión ocular.

Codificación: ___ ___ ___ ___ ___ ___

Trasudación: Tipo específico de fluido corporal que ha pasado a través de una membrana o pared capilar debido a la presión osmótica o hidrostática. Es normalmente una función fisiológica del cuerpo y permite el intercambio de agua y electrolitos entre los diferentes compartimentos corporales, garantizando así un equilibrio homeostático. También se utiliza en la práctica clínica para describir ciertos tipos de fluidos acumulados que se pueden encontrar en condiciones patológicas, particularmente en el contexto de la acumulación de fluidos en las cavidades serosas del cuerpo, como el espacio pleural, peritoneal o pericárdico.

Codificación: ___ ___ ___ ___ ___ ___ ___ ___ ___ ___ ___

Gastrolisis: Liberación quirúrgica del estómago, mediante la sección del ligamento gastrocólico, que une la curvatura mayor del estómago al colon transverso.

Codificación: ___ ___ ___ ___ ___ ___ ___ ___ ___ ___ ___

```
9 2 1 3 4 3 7 9 3 9 7 9 8 7 3 8 7 3 0 5
0 3 3 2 7 2 6 6 0 9 0 4 3 8 6 1 4 5 6 8
7 2 5 3 9 9 4 7 6 0 9 9 5 2 3 6 1 8 8 7
0 9 3 3 2 3 8 5 9 2 0 0 2 0 8 5 8 5 9 5
5 7 2 3 8 4 0 4 6 5 4 8 0 6 8 1 5 5 4 4
6 4 1 4 7 0 5 8 9 8 4 6 4 5 6 3 6 6 9 5
1 1 5 2 1 5 9 7 9 9 0 0 3 1 0 8 5 2 9 0
0 1 0 6 0 1 3 0 5 0 0 5 2 8 8 8 2 5 4 1
6 3 1 2 3 2 3 6 7 4 8 6 4 3 2 6 0 0 7 1
4 9 6 9 9 2 1 9 0 7 5 7 6 2 6 6 0 5 4 7
0 3 4 2 5 4 3 1 3 3 2 8 1 0 9 9 4 5 8 8
2 1 3 1 9 7 8 1 9 1 4 5 7 0 9 3 1 8 0 4
1 4 8 4 1 9 6 9 1 1 3 9 8 8 4 7 4 5 5 4
5 2 0 4 7 9 4 9 3 7 6 9 7 0 1 4 9 4 4 3
2 2 5 3 1 1 6 9 3 1 1 1 2 3 1 8 5 8 9 9
1 0 2 4 4 8 3 7 5 7 3 7 2 1 9 2 7 1 4 1
7 2 8 0 9 6 1 4 8 3 1 8 1 9 9 5 8 8 9 4
4 1 6 8 1 3 1 5 7 1 9 8 0 6 2 2 1 6 9 6
9 9 8 8 7 9 6 7 9 5 8 6 4 6 6 0 3 5 2 3
3 1 3 6 0 8 4 0 5 1 3 8 3 7 7 1 9 1 4 4
3 1 8 2 5 9 0 7 8 5 5 3 3 8 3 3 7 2 2 6
0 2 3 6 0 4 4 5 8 3 4 7 6 9 0 6 7 9 0 2
8 7 0 6 0 5 3 1 4 6 5 5 2 7 5 3 4 8 1 1
1 8 1 1 0 3 6 1 8 5 4 8 3 3 4 0 7 5 0 3
```

→ ↓ ← ↑ ↘ ↗ ↙ ↖ dificultad (7)
0 1 2 3 4 5 6 7

SOPA DE NÚMERO BIOMÉDICA 56

Virión: Forma extracelular completa e infecciosa de un virus. Es la unidad fundamental de transmisión viral, que permite la propagación de infecciones virales de una célula huésped a otra y entre organismos.

Codificación: ___ ___ ___ ___ ___ ___

Discitis: Inflamación de un disco. Generalmente, se dice del disco intervertebral.

Codificación: ___ ___ ___ ___ ___ ___ ___ ___

Osteonectina: Proteína secretada ácida y rica en cisteína (SPARC) o proteína 40 de la membrana basal (BM-40). Es una proteína que en los seres humanos está codificada por el gen SPARC. Es una glicoproteína en el hueso que se une al calcio. Es secretado por los osteoblastos durante la formación ósea, iniciando la mineralización y promoviendo la formación de cristales minerales. También muestra afinidad por el colágeno además del calcio mineral óseo.

Codificación: ___ ___ ___ ___ ___ ___ ___ ___ ___ ___ ___ ___

Sardónica: Tipo de risa que resulta de la convulsión y contracción de los músculos de la cara, de que resulta un gesto como cuando uno se ríe.

Codificación: ___ ___ ___ ___ ___ ___ ___ ___ ___

Loculación: Acumulación patológica de pus en el espacio pleural. Es la condición de ser o el proceso de devenir loculado.

Codificación: ___ ___ ___ ___ ___ ___ ___ ___ ___ ___

```
9 6 5 3 6 6 2 9 1 1 0 6 3 4 0 2 9 8 4 6
8 5 8 6 3 3 8 3 2 3 3 3 0 1 8 9 6 2 4 8
7 3 3 5 0 1 5 7 6 7 1 4 8 0 7 5 8 0 1 1
0 4 3 4 1 3 9 4 1 1 3 4 9 1 1 0 2 0 1 9
6 3 6 2 4 7 7 4 8 8 7 9 4 9 8 1 3 0 3 9
5 3 2 8 8 7 8 3 8 8 1 7 3 8 6 8 8 0 9 3
7 4 4 7 2 2 0 8 8 0 3 8 0 5 2 5 8 5 3 9
7 8 2 5 5 9 0 5 5 3 3 6 8 6 0 6 6 9 1 0
6 1 7 8 9 1 3 4 6 6 4 5 6 9 1 7 2 4 2 9
1 3 4 6 8 6 6 3 9 1 2 6 5 3 7 2 9 9 1 5
1 4 6 4 2 0 6 6 1 6 4 1 0 4 5 5 1 7 2 2
1 1 3 8 4 9 0 3 3 9 1 9 1 2 1 4 2 6 2 0
2 8 0 6 8 1 9 0 8 9 9 5 3 3 0 6 3 5 3 5
4 6 4 9 2 9 0 1 1 8 2 1 1 7 7 7 6 2 6 6
6 6 2 4 1 2 1 0 4 7 6 9 9 9 4 3 8 7 1 4
5 8 3 9 7 3 0 2 9 1 2 9 3 0 2 9 4 3 2 0
8 4 3 5 2 6 1 5 9 4 5 5 8 9 3 8 2 6 1 3
2 2 5 9 3 7 9 6 9 1 0 4 6 7 7 1 7 1 4
8 7 4 0 6 5 4 4 2 5 6 7 2 4 4 8 8 0 2 7
8 5 9 1 2 2 4 7 9 8 1 3 0 6 3 0 1 7 9 3
7 5 5 4 6 3 8 7 6 7 8 7 0 4 1 2 9 8 9 4
0 7 2 0 7 4 4 0 5 9 3 9 4 6 9 7 8 8 1 6
0 2 3 7 6 0 6 9 0 0 7 5 4 3 2 7 4 9 3 5
3 1 4 1 9 1 2 3 5 4 1 6 1 5 1 2 0 2 6 1
```

↘↓←↑↖↗↙↖ dificultad (7)
0 1 2 3 4 5 6 7

SOPA DE NÚMERO BIOMÉDICA 57

Facticio: Trastorno que engloba al antiguamente denominado Síndrome de Münchhausen, este se caracteriza por la aparición de síntomas producidos deliberadamente por el mismo paciente con la intención de recibir atención médica y asumir un rol de enfermo.

Codificación: ___ ___ ___ ___ ___ ___ ___ ___

Cleptomanía: Trastorno de la salud mental que consiste en la incapacidad recurrente para resistir el impulso de robar objetos que, por lo general, no necesitas. A menudo, los artículos robados no son de gran valor y podría haberse permitido comprar.

Codificación: ___ ___ ___ ___ ___ ___ ___ ___ ___ ___ ___

Inhibina: Es una hormona que ejerce una acción reguladora sobre la hipófisis. Las células de los testículos la producen y, como tal, la tasa de inhibina es un buen indicador de la fertilidad o de la ausencia de fertilidad en un hombre.

Codificación: ___ ___ ___ ___ ___ ___ ___ ___

Yeyunitis: Inflamación del yeyuno.

Codificación: ___ ___ ___ ___ ___ ___ ___ ___ ___

Himenorrafía: Reparación quirúrgica del himen.

Codificación: ___ ___ ___ ___ ___ ___ ___ ___ ___ ___ ___ ___

```
2 1 0 3 6 1 9 1 9 1 6 1 4 1 5 3 1 9 8 2
6 1 1 5 6 6 6 6 9 6 4 1 0 2 2 7 2 7 2 1
8 5 3 8 5 9 4 6 5 3 5 0 2 0 1 9 1 4 6 0
0 2 6 5 3 4 1 4 6 7 1 2 9 7 1 6 9 0 5 3
9 3 4 6 7 2 1 5 8 2 3 5 6 8 7 9 0 2 1 4
2 3 5 4 2 2 6 1 0 0 8 5 6 5 5 1 0 2 7 1
3 9 3 5 9 6 0 7 0 2 7 0 6 0 0 9 6 0 1 1
6 1 1 6 6 1 2 4 9 4 2 0 1 2 0 9 2 2 7 3
2 2 6 6 7 4 9 7 4 4 1 7 6 6 1 3 6 2 6 1
9 5 3 4 7 4 1 1 3 5 1 7 4 9 3 8 6 6 8 6
9 8 3 2 8 0 2 8 3 1 5 4 9 3 7 9 6 4 6 1
9 1 4 8 9 2 9 1 4 1 6 3 7 0 6 6 8 2 2 1
5 7 0 9 8 8 4 8 1 1 2 7 1 5 4 9 3 3 5 2
4 7 0 9 9 7 1 8 6 1 6 3 9 4 0 8 6 0 0 7
8 9 6 8 7 2 2 1 0 0 3 2 5 7 6 9 8 5 9 1
2 6 1 8 6 4 2 1 9 9 4 4 1 5 4 0 8 7 0 5
0 6 1 7 6 4 6 7 5 6 6 3 2 9 5 8 1 4 1 2
8 3 0 2 2 4 2 9 7 8 0 6 1 0 7 9 6 0 9 1
3 3 8 1 7 1 5 4 8 8 7 0 0 8 2 4 6 6 5 3
8 6 5 9 0 5 6 9 0 4 7 4 9 1 1 9 6 4 3 6
8 8 1 1 2 5 2 6 5 6 3 0 1 3 8 3 9 9 3 1
3 0 5 3 3 5 6 3 4 5 5 2 3 1 8 3 6 8 4 0
9 0 6 8 4 7 2 3 4 2 6 1 9 3 9 1 2 3 1 6
3 0 1 1 7 8 9 0 1 5 9 5 4 9 2 8 6 1 1 2
```

dificultad (7)

SOPA DE NÚMERO BIOMÉDICA 58

Triptófano: Aminoácido necesario para el crecimiento normal en los bebés y para la producción y mantenimiento de las proteínas, músculos, enzimas y neurotransmisores del cuerpo. Es sustancia precursora de la serotonina, la melatonina y la vitamina B3.

Codificación: ___ ___ ___ ___ ___ ___ ___ ___ ___ ___

Encondroma: Tumor de cartílago no canceroso, generalmente, que se encuentra en la médula de un hueso, frecuentemente en los huesos pequeños de la mano.

Codificación: ___ ___ ___ ___ ___ ___ ___ ___ ___ ___

Vólvulo: Es una afección médica grave que ocurre cuando una porción del intestino se retuerce sobre sí misma, provocando una obstrucción intestinal y una interrupción del flujo sanguíneo al área afectada.

Codificación: ___ ___ ___ ___ ___ ___ ___

Silicosis: Enfermedad pulmonar crónica y progresiva, que se presenta principalmente en individuos que han estado expuestos a partículas de sílice durante períodos prolongados. Este puede alojarse en los pulmones, causando una reacción inflamatoria que eventualmente puede llevar a la formación de cicatrices y a la pérdida de función pulmonar. Es una afección predominante en ciertas profesiones como la minería, la construcción, la fundición, la cerámica, y otras industrias que generan polvo de sílice.

Codificación: ___ ___ ___ ___ ___ ___ ___ ___ ___

Paramnesia: Fenómeno psicológico y neurológico complejo que implica distorsiones de la memoria. Es un término amplio que abarca diversas formas de inexactitudes en el recuerdo, incluyendo confabulaciones, ilusiones de memoria y, especialmente, los falsos recuerdos.

Codificación: ___ ___ ___ ___ ___ ___ ___ ___ ___ ___

```
7 5 2 3 3 1 6 8 9 9 4 6 3 1 8 8 5 3 1 8
1 8 1 6 0 6 6 5 7 7 9 7 6 1 2 4 9 4 7 2
0 8 6 1 3 3 6 9 0 4 8 6 7 6 1 5 7 4 1 5
4 2 6 1 8 2 3 4 2 4 6 8 3 1 0 8 6 7 1 7
4 5 1 5 5 9 9 8 9 8 2 4 6 2 6 4 6 2 9 3
9 1 8 1 5 0 8 3 8 0 2 9 9 1 5 9 4 2 1 7
0 5 6 1 9 7 4 0 0 7 4 0 5 9 4 2 9 4 1 0
6 7 6 7 1 9 4 9 5 5 2 9 0 4 6 0 0 9 3 2
8 5 6 7 0 8 1 1 7 6 2 1 4 0 8 9 8 2 1 9
6 8 5 1 3 6 2 7 1 7 4 7 3 5 3 1 7 9 4 4
6 8 8 1 2 1 6 3 2 0 2 4 6 4 5 4 1 8 5 7
9 7 5 3 6 1 9 2 8 1 9 2 9 9 9 9 6 2 2 0
7 2 6 0 6 2 2 2 0 1 3 2 6 4 1 1 4 9 0 7
3 5 6 1 1 7 3 2 1 7 1 1 5 3 8 0 8 2 9 9
3 3 5 9 3 1 8 6 3 4 7 1 6 5 2 4 4 2 1 3
4 1 0 9 4 4 8 0 5 2 2 4 1 1 9 7 1 7 4 2
1 2 0 7 6 1 9 0 7 9 2 0 2 6 1 1 4 4 3 6
0 3 8 7 3 1 1 4 6 9 5 1 3 5 7 4 6 0 9 2
8 7 4 0 5 4 2 8 4 2 8 7 1 4 7 2 1 0 5 3
1 8 8 4 8 9 1 1 9 3 3 8 2 3 5 7 1 6 8 3
9 6 8 8 2 2 6 5 8 4 8 9 8 4 3 7 6 0 1 4
8 8 9 5 9 8 7 4 2 3 8 0 4 1 4 2 5 3 8 7
6 8 2 2 9 3 3 9 7 1 8 2 1 2 4 4 1 2 9 3
9 4 1 3 1 6 1 9 1 4 4 1 6 1 3 4 1 5 4 0
```

dificultad (7)
0 1 2 3 4 5 6 7

SOPA DE NÚMERO BIOMÉDICA 59

Ortopnea: Forma de disnea (sensación subjetiva de falta de aire) en la que el paciente es incapaz de respirar correctamente en decúbito supino, obligándole a mantener una postura en sedestación.

Codificación: ___ ___ ___ ___ ___ ___ ___ ___

Céstoda: Cualquier gusano platelminto que pertenece al filo Platyhelminthes, clase Cestoidea, conocidos también como tenias verdaderas.

Codificación: ___ ___ ___ ___ ___ ___ ___

Fotófono: Dispositivo de telecomunicaciones que permite la transmisión del habla sobre un haz de luz.

Codificación: ___ ___ ___ ___ ___ ___ ___ ___

Narcotismo: Estado más o menos profundo de adormecimiento que procede del uso de los narcóticos. Conjunto de efectos producidos por un narcótico.

Codificación: ___ ___ ___ ___ ___ ___ ___ ___ ___ ___

Xantoma: Afección cutánea que se caracteriza por la aparición de placas o nódulos de color amarillo o anaranjado en la piel. Estos depósitos son acumulaciones de lípidos, principalmente colesterol, en las células de la piel llamadas histiocitos.

Codificación: ___ ___ ___ ___ ___ ___ ___

```
8 7 0 9 1 1 8 9 6 4 3 9 7 3 3 1 8 6 0 7
0 6 9 5 5 2 3 9 6 7 9 8 0 1 5 6 6 4 6 0
1 3 1 2 7 6 9 3 1 3 5 5 5 4 2 2 3 4 9 3
3 4 1 6 6 5 9 1 7 0 8 3 1 7 7 4 2 1 6 4
2 2 9 5 2 4 2 3 0 3 9 7 2 6 9 8 2 5 6 7
9 9 4 4 6 1 4 3 3 0 1 7 8 8 8 2 6 0 6 3
2 3 3 8 3 6 3 3 7 6 5 6 2 2 8 1 9 2 1 1
0 7 2 1 9 9 8 1 1 7 7 3 2 2 3 3 6 2 1 3
2 3 8 7 9 6 8 1 6 7 2 6 7 1 9 8 7 4 5 1
1 4 7 1 0 2 2 3 0 1 1 0 0 9 2 6 3 3 6 6
1 8 8 4 1 9 7 5 3 7 6 2 3 5 5 1 2 0 9 1
6 4 2 6 1 5 3 1 7 5 9 1 2 8 2 1 1 0 9 1
4 4 4 6 1 8 6 6 8 1 1 2 4 1 5 5 6 8 5 2
1 1 1 2 3 2 2 5 2 1 5 5 4 1 3 4 3 2 7 4
3 6 1 6 6 3 9 6 5 3 3 8 1 7 6 1 4 3 7 1
9 3 8 0 9 9 1 8 7 9 0 5 0 8 4 3 0 7 0 1
7 8 5 9 0 3 0 3 5 4 5 0 0 5 3 1 8 3 4 5
3 7 8 0 9 0 2 3 9 1 8 4 8 0 6 2 9 7 8 2
1 8 2 1 9 8 8 5 2 7 7 8 2 3 6 6 3 4 8 7
0 8 1 6 7 6 0 8 0 6 4 9 4 2 9 2 4 4 1 8
4 4 9 6 0 9 2 0 8 7 5 8 9 2 5 2 9 5 9 6
1 0 0 8 6 5 4 3 1 6 2 6 9 9 5 1 3 1 9 6
6 9 0 9 0 0 7 7 6 0 4 1 9 3 7 7 8 4 5 9
8 0 5 0 5 9 8 8 3 6 0 9 2 6 8 5 2 8 9 8
```

→ ↓ ← ↑ ↘ ↗ ↖ ↘ dificultad (7)
0 1 2 3 4 5 6 7

SOPA DE NÚMERO BIOMÉDICA 60

Quiluria: Condición médica que se caracteriza por la presencia de quilo en la orina. El quilo es una sustancia de aspecto lechoso que contiene triglicéridos y otras grasas que son absorbidas por el sistema linfático durante el proceso de digestión.

Codificación: ___ ___ ___ ___ ___ ___ ___ ___

Sincinesia: Fenómeno en el que un movimiento voluntario provoca simultáneamente otro movimiento que es involuntario. Puede ser observado en diversas condiciones médicas, incluyendo, pero no limitándose a, parálisis facial periférica, esclerosis múltiple y en algunas formas de trastornos del movimiento como el parkinsonismo.

Codificación: ___ ___ ___ ___ ___ ___ ___ ___ ___ ___

Avidina: Proteína, muy abundante en la clara del huevo, que se une a la biotina e impide la absorción de esta vitamina en el intestino, por lo que se produce su déficit en la célula.

Codificación: ___ ___ ___ ___ ___ ___ ___

Klebsiella: Es una especie de bacteria cuya variedad más conocida es la Klebsiella pneumoniae. Está presente de forma natural en algunos órganos como el tubo digestivo o los pulmones, pero su acción está bien controlada por el organismo, por lo que hay ausencia de infección.

Codificación: ___ ___ ___ ___ ___ ___ ___ ___ ___ ___

Macrocitosis: Glóbulos rojos que tienen un tamaño mayor que lo normal. En general, esta afección, también conocida como megalocitosis, no produce signos ni síntomas, y se suele detectar incidentalmente en análisis de sangre de rutina.

Codificación: ___ ___ ___ ___ ___ ___ ___ ___ ___ ___ ___ ___

```
3 8 1 1 2 1 2 1 5 9 0 2 2 5 2 1 1 1 3 1
2 6 5 1 9 5 7 8 4 4 9 2 3 1 5 3 4 7 2 5
1 3 2 0 7 8 1 7 6 5 4 3 0 3 1 7 0 3 3 7
0 5 9 0 9 8 6 8 9 1 3 4 7 7 6 2 2 5 6 8
7 1 5 4 6 6 2 7 4 3 1 4 5 2 9 1 9 9 4 0
2 9 1 2 5 9 5 2 1 5 3 1 7 3 9 0 0 9 0 9
9 0 5 7 0 9 0 5 2 4 1 8 1 6 3 8 2 9 7 8
5 2 4 6 4 3 7 9 2 6 8 2 2 7 7 3 6 2 8 1
1 5 3 3 0 9 4 9 6 3 1 2 3 7 3 8 1 0 9 9
4 4 7 4 3 6 6 1 9 2 2 9 9 7 5 3 1 1 3 6
2 1 0 9 3 1 7 4 4 9 4 1 4 4 8 1 2 5 6 7
3 9 0 5 8 0 2 9 3 9 3 2 9 8 3 5 9 3 2 2
6 3 8 8 6 0 5 3 5 4 0 2 1 5 1 4 3 4 9 3
3 4 9 1 5 9 5 6 0 9 0 2 4 8 3 1 6 4 8 3
9 1 3 1 4 0 2 8 3 1 4 1 1 0 6 4 1 0 8 8
6 9 7 1 5 6 3 3 8 7 1 9 2 4 1 6 9 0 4 1
9 0 3 4 0 8 0 6 4 9 9 9 3 5 3 5 1 9 8 2
7 2 2 9 8 3 1 0 7 2 7 1 3 9 2 9 3 1 4 3
7 0 0 2 7 3 4 3 5 9 1 2 5 6 2 6 1 4 7 1
8 3 8 1 3 8 2 7 2 0 6 7 9 8 6 0 3 8 0 9
5 2 1 5 7 9 4 1 6 3 4 4 7 2 8 3 1 6 6 5
3 2 7 0 2 9 1 7 2 8 0 8 7 3 9 1 1 0 9 1
8 5 6 7 4 1 8 7 2 8 6 4 7 3 3 8 0 2 5 7
1 1 2 3 4 8 3 2 2 9 5 2 2 3 8 5 9 1 9 2
```

dificultad (7)
0 1 2 3 4 5 6 7

SOPA DE NÚMERO BIOMÉDICA 61

Grafestesia: Término que hace referencia a la propiedad sensitiva que poseen los seres humanos para percibir y reconocer escrituras, signos o figuras trazadas sobre una porción de la piel, teniendo el individuo los ojos cerrados.

Codificación: ___ ___ ___ ___ ___ ___ ___ ___ ___ ___ ___

Biomarcador: Sustancia que indica un estado biológico, se utiliza para detectar enfermedades o los procesos de estas. Se puede medir objetivamente y ser evaluado como un indicador de un proceso biológico común, estado patogénico o una respuesta a un tratamiento médico.

Codificación: ___ ___ ___ ___ ___ ___ ___ ___ ___ ___ ___

Leptofonía: Debilidad de la voz.

Codificación: ___ ___ ___ ___ ___ ___ ___ ___ ___ ___

Tenotomía: Técnica quirúrgica que se emplea en traumatología y consiste en el corte o sección total o parcial de uno o varios tendones con la finalidad de mejorar un desequilibrio muscular.

Codificación: ___ ___ ___ ___ ___ ___ ___ ___ ___

Usagre: Erupción pustulosa, seguida de costras, que se presenta ordinariamente en la cara y alrededor de las orejas durante la primera dentición, y que suele tener por causa la diátesis escrofulosa.

Codificación: ___ ___ ___ ___ ___ ___

```
9 5 5 7 5 7 2 7 3 4 2 6 5 5 5 6 2 3 7 9
8 1 8 8 9 3 3 8 4 8 6 0 4 7 8 5 1 3 1 9
9 7 1 4 1 6 2 7 2 5 3 6 9 0 0 3 7 0 7 2
7 0 4 5 0 1 6 0 9 5 4 8 4 1 4 4 1 4 0 5
1 8 2 9 4 2 8 8 1 7 8 7 6 5 8 5 0 3 0 2
9 6 2 5 1 3 3 8 6 3 5 3 2 7 6 9 3 3 6 9
0 7 5 2 6 3 7 9 1 4 0 7 0 2 9 2 4 7 2 1
2 7 2 8 9 8 1 6 3 2 3 2 2 0 2 1 1 4 4 4
5 2 0 4 1 1 0 0 1 8 6 8 3 0 2 6 6 9 8 3
1 1 5 4 2 0 6 9 1 3 6 1 7 4 0 9 1 1 0 9
2 4 0 5 4 7 3 6 9 0 8 8 6 3 1 3 6 9 3 8
0 5 8 4 2 9 4 3 3 5 9 4 4 2 6 9 6 3 8 5
2 8 9 8 4 2 9 7 1 9 2 5 2 8 9 9 1 9 7 3
5 2 5 1 3 2 8 5 4 6 3 1 9 9 0 1 1 0 8 6
6 3 5 7 7 2 4 3 1 6 1 6 9 6 8 6 2 1 0 6
1 2 3 2 3 1 0 3 6 2 8 1 3 6 7 8 7 1 0 6
9 6 3 0 1 3 0 9 1 1 2 2 2 2 3 7 1 1 5 5
1 8 5 7 7 2 5 2 9 1 8 4 4 6 1 1 5 3 2 6
7 6 3 6 8 7 1 6 2 1 0 7 2 5 1 5 2 9 6 0
0 7 1 0 4 1 3 1 3 2 8 1 7 0 7 4 1 2 4 2
7 0 5 5 0 1 5 6 7 4 4 1 3 0 5 7 1 7 4 1
5 6 9 5 8 2 2 4 5 6 0 3 9 6 6 3 9 5 7 9
3 1 6 6 7 9 3 0 1 2 5 0 6 5 0 7 7 2 1 4
6 0 5 3 6 9 6 0 7 4 7 8 4 9 6 6 8 3 1 2
```

→ ↓ ← ↑ ↘ ↙ ↗ ↖ dificultad (7)
0 1 2 3 4 5 6 7

SOPA DE NÚMERO BIOMÉDICA 62

Interictal: Relativo o referente al intervalo de tiempo comprendido entre dos episodios de presentación aguda o ictal.

Codificación: ___ ___ ___ ___ ___ ___ ___ ___ ___ ___

Dorafobia: Miedo a tocar la piel o el pelaje de un animal.

Codificación: ___ ___ ___ ___ ___ ___ ___ ___ ___

Uretrismo: Irritabilidad o estenosis espasmódica de la uretra.

Codificación: ___ ___ ___ ___ ___ ___ ___ ___ ___

Histidina: Aminoácido proteico de carácter básico, cuya cadena lateral contiene un grupo imidazol capaz de tomar o liberar un protón a un pH cercano al fisiológico.

Codificación: ___ ___ ___ ___ ___ ___ ___ ___ ___

Aspergilosis: Reacción alérgica al hongo. Esta infección generalmente se desarrolla en personas que ya tuvieron problemas pulmonares, como asma o fibrosis quística.

Codificación: ___ ___ ___ ___ ___ ___ ___ ___ ___ ___ ___ ___

```
9 1 3 7 6 1 3 1 0 2 9 9 1 1 2 5 9 1 2 2
9 7 4 2 1 1 7 5 0 3 1 9 4 1 8 5 3 3 6 8
3 0 2 9 0 2 6 1 2 1 9 7 9 1 5 7 1 0 2 1
4 0 3 5 4 7 8 9 6 8 6 3 8 9 0 0 1 6 6 5
6 0 4 7 4 6 3 9 8 2 0 1 2 5 4 5 3 0 3 0
0 8 1 3 1 6 7 1 7 3 2 5 8 4 5 9 6 8 2 0
9 7 5 3 4 5 0 4 0 2 2 9 4 2 3 2 7 6 6 6
5 4 3 9 1 3 6 2 7 5 1 1 6 4 3 6 5 5 0 6
0 4 6 1 9 8 4 1 6 1 9 1 6 1 6 2 9 1 9 5
5 4 4 9 4 7 4 5 3 7 1 3 2 3 3 7 8 4 3 7
2 3 9 8 9 6 0 1 4 9 0 2 6 2 6 9 8 5 5 8
5 2 5 8 1 2 5 9 1 9 6 4 0 2 9 9 5 3 3 0
9 0 5 3 2 0 6 9 9 1 4 0 1 5 5 0 4 7 8 3
6 8 1 8 0 9 4 3 9 5 6 2 4 7 9 9 3 5 6 0
2 8 0 6 2 5 3 2 8 6 3 6 4 8 4 6 2 4 2 4
7 7 3 9 9 6 0 1 3 1 7 9 8 8 1 4 8 3 7 0
3 8 5 3 8 0 1 1 3 3 3 9 5 4 9 3 0 3 1 2
0 5 2 9 3 0 4 1 2 3 5 5 1 4 6 3 7 1 9 5
4 8 6 3 6 1 3 2 2 7 9 5 1 9 4 5 7 5 4 0
1 8 0 3 7 4 6 9 7 9 9 1 0 7 1 8 6 6 7 6
7 1 1 5 4 4 6 6 0 9 1 3 9 8 4 7 2 0 3 7
0 5 3 7 5 8 6 7 2 1 7 0 5 3 0 0 9 2 8 6
5 6 5 9 1 0 6 2 5 0 4 7 8 3 1 6 3 8 2 5
3 0 5 4 3 8 9 5 6 5 4 7 5 3 6 6 6 4 3 3
```

→ ← ↑ ↓ ↖ ↗ ↘ dificultad (7)
0 1 2 3 4 5 6 7

SOPA DE NÚMERO BIOMÉDICA 63

Jabón: Producto que se utiliza para lavar o higienizar. Se trata de una sustancia que se obtiene al combinar los ácidos de un cuerpo graso con un álcali, el resultado es un elemento soluble en agua. Esto genera una reacción química que recibe el nombre de saponificación y permite obtener la sal potásica o sódica que es el jabón en sí mismo.

Codificación: ___ ___ ___ ___ ___

Fetoscopio: Visualización del feto mediante un sistema óptico que se introduce en la cavidad uterina a través del abdomen de la madre o por vía transvaginal. Se practica en ocasiones para el diagnóstico prenatal de anomalías fetales.

Codificación: ___ ___ ___ ___ ___ ___ ___ ___ ___ ___

Vulgaris: Cuando se refiere a nombre de enfermedades, generalmente indica que es la forma normal, clásica o más común de una enfermedad determinada.

Codificación: ___ ___ ___ ___ ___ ___ ___ ___

Toxicosis: Estado patológico producido por una intoxicación.

Codificación: ___ ___ ___ ___ ___ ___ ___ ___ ___

Piuria: Presencia de glóbulos de pus en la orina, procedentes de la transformación de los leucocitos; se suele asociar a una infección urinaria.

Codificación: ___ ___ ___ ___ ___ ___

```
4 2 0 2 6 8 0 4 8 9 1 1 6 3 5 9 3 1 4 6
3 8 2 6 5 8 7 2 6 9 0 1 6 3 8 4 8 4 4 6
3 7 3 6 2 9 6 6 9 6 9 6 5 7 1 8 8 7 8 4
4 1 7 3 6 4 9 3 4 1 1 9 7 2 5 8 8 0 8 4
8 4 3 0 3 9 4 2 8 3 6 4 8 7 1 6 8 4 1 5
1 4 1 0 8 7 6 6 3 4 4 3 2 2 6 2 0 3 0 0
0 1 6 4 5 2 8 5 8 5 0 3 3 5 1 6 8 9 1 8
1 0 8 5 5 0 9 0 4 1 4 8 0 2 9 7 6 8 5 4
2 7 8 9 3 2 0 2 4 4 3 1 1 4 7 3 4 5 6 8
3 9 3 6 1 9 3 9 3 7 9 4 8 7 1 4 1 1 6 6
1 2 2 9 7 5 3 0 8 8 6 7 2 7 6 6 6 4 0 0
1 9 0 1 5 3 7 2 9 7 5 4 1 8 1 7 8 9 7 5
4 8 0 4 8 8 9 6 3 8 5 8 1 4 3 3 7 4 5 5
6 1 1 0 4 9 8 1 1 1 4 6 8 1 0 0 2 9 1 3
4 4 8 0 6 5 9 3 3 3 2 4 1 9 2 4 4 6 4 4
6 4 4 5 4 2 6 9 6 2 1 9 4 9 6 7 6 7 1 3
8 3 2 2 5 7 8 5 7 3 9 4 3 1 1 5 8 2 8 2
1 0 5 1 6 6 2 2 2 8 6 0 4 2 1 3 5 2 5 3
9 1 0 7 3 6 0 6 0 6 7 0 9 2 2 6 7 3 2 3
0 3 0 1 4 9 3 1 1 6 7 2 7 9 5 7 0 9 3 9
6 4 0 7 2 8 2 1 6 4 5 9 8 7 6 0 0 5 6 1
6 7 7 7 7 8 9 2 4 3 2 7 8 1 4 6 0 1 3 4
2 1 2 3 2 2 1 2 7 1 1 9 9 2 0 1 0 7 7 7
7 3 2 8 0 5 2 2 4 2 3 4 3 8 7 5 7 3 3 5
```

dificultad (7)
0 1 2 3 4 6 6 7

Darwinismo: Es un término con el que se describen las ideas de Charles Darwin, especialmente en relación con la evolución biológica por selección natural. No es sinónimo de evolucionismo, dado que este último es anterior a Charles Darwin.

Codificación: ___ ___ ___ ___ ___ ___ ___ ___ ___ ___

Oximetría: Determinación de la saturación de oxígeno de la sangre mediante un oxímetro.

Codificación: ___ ___ ___ ___ ___ ___ ___ ___ ___

Autoestima: Valoración, consideración o aprecio que una persona tiene de sí misma.

Codificación: ___ ___ ___ ___ ___ ___ ___ ___ ___ ___

Manicomio: Hospital para el tratamiento de los trastornos mentales. El término viene del griego, manía que significa locura y Komein que quiere decir cuidar.

Codificación: ___ ___ ___ ___ ___ ___ ___ ___ ___

Inmunógeno: Sustancia capaz de inducir una respuesta inmunitaria específica y de reaccionar con las moléculas generadas durante dicha respuesta.

Codificación: ___ ___ ___ ___ ___ ___ ___ ___ ___ ___

9 3 2 4 2 2 8 7 1 5 3 8 2 4 8 9 6 9 4 4
8 1 2 2 2 1 1 6 5 2 0 2 1 9 1 3 1 2 7 6
9 4 1 2 9 2 7 4 8 8 4 8 4 6 3 7 7 7 7 4
8 1 1 6 5 5 2 4 9 7 1 4 6 6 1 0 5 6 4 2
7 6 4 1 2 3 4 9 4 7 1 8 5 6 3 8 6 7 1 0
7 4 4 1 9 5 2 7 7 5 9 1 0 7 6 0 2 0 2 0
1 7 3 2 3 2 9 9 5 1 4 0 6 9 8 0 5 5 2 3
2 6 0 6 6 2 4 1 8 7 6 6 6 2 6 5 4 4 6 1
8 7 8 8 1 6 2 9 3 3 9 6 8 5 7 6 4 3 4 1
3 7 4 2 0 9 1 1 1 5 1 1 8 4 2 0 9 3 5 3
7 0 2 8 7 8 3 3 4 4 2 7 7 3 4 1 3 3 0 8
0 5 8 4 0 8 2 1 3 3 9 1 9 5 5 2 0 5 1 9
7 0 0 1 5 5 2 6 6 9 1 2 1 1 1 4 8 8 2 3
9 7 9 2 8 9 7 9 2 1 6 7 0 9 0 3 4 0 2 4
1 4 0 8 3 6 8 4 6 5 3 8 5 1 3 6 6 8 5 1
5 3 4 1 6 0 8 3 9 9 3 9 4 1 3 0 1 7 2 4
5 3 8 3 1 1 4 9 6 3 5 2 4 7 4 1 1 6 9 7
1 1 7 5 8 3 3 6 4 9 7 4 9 1 6 1 6 6 0 5
4 8 6 8 5 9 6 2 4 9 8 3 3 8 1 2 6 2 1 4
4 9 5 2 0 2 8 5 7 1 5 5 5 1 9 3 4 5 4 8
8 9 8 6 9 6 4 2 8 5 4 2 8 1 5 9 1 1 0 2
9 0 9 0 7 4 5 1 6 0 5 2 5 6 0 1 8 0 7 7
6 3 3 7 4 1 0 5 3 8 3 0 7 2 0 2 0 2 8 9
5 7 1 6 6 5 8 5 7 9 8 5 8 7 3 0 8 5 8 9

dificultad (7)
0 1 2 3 4 5 6 7

SOPA DE NÚMERO BIOMÉDICA 65

Esclerótomo: Uno de los derivados del somita, son los encargados de formar el esqueleto del tronco.

Codificación: ___ ___ ___ ___ ___ ___ ___ ___ ___ ___ ___

Seroma: Acumulación de líquido seroso en un espacio corporal, generalmente una cavidad que se ha formado a partir de la disrupción del sistema linfático o vascular tras un procedimiento quirúrgico o una lesión. Compuesto en su mayoría por plasma sanguíneo y linfa, puede llenar el espacio creado y formar un bulto o hinchazón en la piel.

Codificación: ___ ___ ___ ___ ___ ___

Sedentario: Individuo o animal que permanece siempre en el mismo lugar. Apunta a todos aquellos seres vivos de pocos movimientos. El término se vincula con el sedentarismo físico, el cual consiste en la disminución o falta de la actividad física.

Codificación: ___ ___ ___ ___ ___ ___ ___ ___ ___ ___

Criptitis: Inflamación involucrando el tejido dentro del colon. La inflamación es causada por células inmunes especializadas llamadas neutrófilos. Es un ejemplo de inflamación aguda y a menudo se observa en una afección llamada colitis activa.

Codificación: ___ ___ ___ ___ ___ ___ ___ ___ ___

Relaxina: Hormona que desempeña un papel crucial en el sistema reproductivo femenino, en particular durante el embarazo. Su nombre proviene de la capacidad que tiene esta hormona para relajar el útero durante el parto, facilitando así el proceso de alumbramiento.

Codificación: ___ ___ ___ ___ ___ ___ ___ ___

```
3 2 8 9 9 7 3 4 1 2 3 7 0 6 4 5 7 7 0 6
0 7 8 8 1 1 9 6 8 2 9 0 1 1 8 1 3 4 0 3
2 7 3 8 9 7 2 7 5 7 1 6 0 9 3 5 4 7 1 1
9 2 5 3 5 8 6 3 8 2 4 7 0 0 3 3 0 6 1 1
1 5 0 8 1 9 1 0 4 3 8 4 1 4 6 9 5 9 9 1
2 5 2 9 2 8 9 4 5 2 5 8 2 6 4 8 2 6 8 4
9 9 7 9 1 5 9 2 0 5 6 3 8 1 3 2 0 5 0 2
1 9 8 7 2 1 1 5 6 2 4 1 5 9 3 3 3 2 8 5
2 2 2 4 5 8 1 4 4 7 3 7 0 4 5 5 1 2 8 9
7 6 7 3 9 3 1 3 4 5 4 1 4 0 3 7 2 0 9 5
1 0 2 9 1 3 2 8 3 6 0 0 3 8 6 9 5 2 4 4
9 3 1 6 4 8 4 0 7 5 3 7 5 3 9 2 1 8 5 2
9 8 8 8 1 9 1 1 5 1 5 2 6 1 9 0 9 3 6 1
1 1 8 3 6 5 5 2 9 4 3 6 5 4 5 5 3 9 3 5
3 5 9 8 0 6 4 5 2 7 9 5 2 1 1 1 1 6 9 0
9 8 3 6 8 4 5 6 3 0 8 7 7 8 5 9 2 2 4 8
9 6 7 3 0 3 0 4 8 0 4 0 8 7 3 1 1 6 9 0
2 7 1 6 8 5 2 4 9 2 0 5 9 6 2 6 1 4 8 7
0 2 4 7 2 6 8 4 3 1 1 7 1 8 7 1 6 9 4 2
2 3 8 5 9 5 0 9 0 7 4 3 2 0 0 3 1 2 8 3
7 2 8 1 9 3 7 7 3 7 0 5 4 4 0 1 3 2 3 0
4 6 5 0 5 1 9 7 8 5 7 4 7 2 7 8 1 4 0 4
3 5 4 4 9 9 6 1 1 0 5 9 8 9 6 2 6 9 8 1
2 1 8 3 3 5 6 5 9 0 0 1 6 2 8 9 2 4 9 2
```

→↓←↑↘↗↖↗ dificultad (7)
0 1 2 3 4 5 6 7

SOPA DE NÚMERO BIOMÉDICA 66

Ubiquinona: También conocida como Coenzima Q10 (CoQ10), es un compuesto liposoluble vital para el adecuado funcionamiento celular y la producción de energía en el organismo. Presente especialmente en las mitocondrias. Desempeña un papel fundamental en la cadena de transporte de electrones, proceso esencial en la generación de adenosín trifosfato (ATP), la principal fuente de energía celular. Además, actúa como antioxidante, protegiendo las células y las membranas celulares del daño causado por los radicales libres.

Codificación: ___ ___ ___ ___ ___ ___ ___ ___ ___ ___

Gelasmo: Se refiere como una especie de ataque de risa sardónica histérica y convulsiva de manera incontrolad. Se relaciona con otras enfermedades como el tétanos que se caracteriza por las convulsiones y también por la esquizofrenia, la histeria y enfermedades orgánicas del cerebro.

Codificación: ___ ___ ___ ___ ___ ___ ___

Nemátodos: Organismo parásito pluricelular perteneciente al filo Nematoda. Es un helminto de sección circular (impropiamente denominado gusano redondo). Contiene un tubo digestivo completo y es una especie dióica (sexos separados).

Codificación: ___ ___ ___ ___ ___ ___ ___ ___ ___

Bucle: Forma en espiral. Estructura que adopta esta forma.

Codificación: ___ ___ ___ ___ ___

Lipasa: Enzima segregada, principalmente, por el páncreas. Se encarga de la digestión de las grasas al catalizar la hidrólisis de los enlaces estéricos de los ácidos grasos y el glicerol de triglicéridos y fosfolípidos.

Codificación: ___ ___ ___ ___ ___ ___

```
6 6 1 2 4 9 0 4 3 1 7 4 9 8 7 1 8 3 5 9
0 6 4 3 4 9 3 0 7 5 2 4 8 0 7 9 6 3 1 4
8 2 2 8 4 2 7 5 1 4 2 8 3 7 5 3 6 2 2 4
7 3 2 1 4 1 1 4 6 0 8 9 8 2 6 9 9 3 5 5
4 3 1 9 5 7 9 7 1 5 7 0 1 3 6 6 2 1 2 8
9 0 3 7 1 0 1 5 9 6 4 1 1 4 2 1 8 3 1 1
2 6 1 1 0 1 5 2 9 1 8 7 3 9 5 5 0 5 3 8
6 8 0 4 2 2 8 9 6 6 1 9 1 9 9 1 2 6 2 0
6 1 2 1 1 8 9 0 9 3 0 6 0 9 9 5 1 1 2 4
7 2 6 6 7 3 4 4 3 8 1 8 9 9 0 6 3 9 2 5
4 8 1 1 1 4 8 1 2 3 8 8 7 2 6 5 0 6 8 3
4 5 4 4 9 6 2 5 3 8 4 7 8 4 5 5 8 6 9 8
3 1 6 1 2 3 1 0 3 9 7 9 2 4 1 4 6 9 0 2
5 8 1 9 1 0 7 2 0 4 5 9 8 0 4 6 2 4 3 3
4 4 1 2 8 6 8 2 6 0 1 8 1 3 3 1 8 3 1 4
0 8 2 2 9 6 0 4 4 5 2 3 0 5 5 1 6 8 9 2
7 2 8 8 3 2 6 4 2 1 1 9 6 4 2 0 0 7 0 4
7 2 2 1 0 4 5 8 7 3 2 0 4 5 3 7 6 5 7 1
8 4 3 9 1 4 2 7 5 1 0 1 7 0 4 2 4 4 9 1
9 6 1 2 3 1 4 1 2 3 1 4 9 5 5 4 9 6 7 2
2 7 5 2 7 9 0 8 7 5 3 5 2 3 5 9 4 9 6 2
2 2 4 2 3 7 0 5 0 0 1 6 2 7 5 0 1 1 3 7
3 6 1 3 8 3 8 6 0 7 6 5 7 1 4 5 5 3 2 2
4 3 3 8 4 7 5 9 0 8 1 2 7 0 7 5 7 9 3 3
```

dificultad (7)

SOPA DE NÚMERO BIOMÉDICA 67

Yuxtangina: Inflamación de los músculos de la laringe.

Codificación: ___ ___ ___ ___ ___ ___ ___ ___ ___ ___

Homicida: Que causa la muerte de una persona.

Codificación: ___ ___ ___ ___ ___ ___ ___ ___

Quenofobia: Miedo patológico o enfermizo al vacío, o a los grandes espacios vacíos.

Codificación: ___ ___ ___ ___ ___ ___ ___ ___ ___ ___

Fucosidosis: Enfermedad de origen genético, causada por una deficiencia de la enzima alfa-L-fucosidasa. Su frecuencia es muy baja, por lo que se incluye dentro del grupo de las enfermedades raras. Se transmite de padres a hijos según un patrón de herencia autosómico recesivo. Los síntomas principales consisten en dismorfia facial, retraso mental grave, hepatomegalia, disostosis y sordera.

Codificación: ___ ___ ___ ___ ___ ___ ___ ___ ___ ___ ___

Resaca: Es un grupo de signos y síntomas desagradables que pueden presentarse después de tomar demasiado alcohol. Los síntomas habitualmente comienzan cuando el alcohol en sangre baja de manera importante hasta alcanzar, o casi alcanzar, cero grados. Por lo general, su efecto es máximo la mañana siguiente después de una noche de haber bebido mucho. Se puede tener los siguientes síntomas: fatiga y debilidad, sed excesiva y sequedad de boca, dolores musculares y dolores de cabeza, náuseas, vómitos y dolor estomacal, etc.

Codificación: ___ ___ ___ ___ ___ ___

9 8 6 9 1 9 5 2 0 1 3 1 3 9 7 5 9 6 0 1
1 3 8 0 9 5 3 8 2 0 9 8 2 5 6 6 0 3 6 6
1 4 1 6 6 6 4 2 1 6 3 1 1 6 4 2 6 6 9 9
2 8 7 8 0 7 2 5 7 1 3 7 8 6 0 3 5 9 8 0
3 6 1 5 2 3 7 5 9 1 8 2 0 4 3 8 5 3 3 2
2 7 5 5 7 2 0 6 8 5 4 9 5 2 5 1 5 6 3 9
5 5 7 7 4 3 5 0 5 0 4 4 8 9 9 6 2 7 5 0
5 3 5 4 0 1 6 1 3 1 5 5 8 0 0 1 4 6 2 2
8 4 9 3 2 3 4 0 4 3 1 0 9 5 3 3 9 1 0 6
5 0 8 9 6 6 7 0 6 1 6 8 1 5 7 9 0 4 9 1
2 0 1 3 8 1 1 8 9 0 6 1 4 7 4 3 7 9 8 4
8 0 0 6 9 1 8 5 0 2 0 6 0 4 4 9 7 4 9 9
3 2 6 5 9 7 4 5 8 3 6 3 1 1 2 4 7 1 2 0
6 9 6 9 4 4 8 3 8 8 8 9 5 6 9 1 9 7 1 2
2 4 1 0 7 9 0 8 4 4 1 2 7 2 2 2 0 9 7 6
1 2 7 2 3 5 5 4 6 9 7 2 5 0 1 9 4 4 6 1
5 2 0 3 9 6 7 7 8 3 2 5 1 0 4 8 1 5 2 3
0 5 4 3 1 9 2 5 1 5 8 5 8 0 1 8 8 0 2 2
5 5 6 1 5 3 0 9 4 0 1 3 6 6 7 9 7 5 5 2
7 8 4 9 8 2 4 7 3 5 3 6 0 6 1 2 5 8 5 6
1 9 2 3 2 2 2 5 7 5 4 1 9 5 8 3 9 7 1 0
2 5 6 0 5 3 2 5 6 3 3 3 0 7 2 0 3 8 6 6
8 5 5 7 7 0 2 2 3 0 6 2 4 5 7 4 9 2 7 9
4 5 1 4 1 9 7 4 1 1 1 2 5 2 2 2 6 2 6 4

dificultad (7)
0 1 2 3 4 5 6 7

SOPA DE NÚMERO BIOMÉDICA 68

Mescalina: Alcaloide del grupo de las feniletilaminas con propiedades alucinógenas. Su nombre sistemático es 2-(3,4,5-trimetoxifenil) etanamina, pero también es conocida como 3,4,5-trimetoxi-β-feniletilamina. Sustancia psicoactiva de origen vegetal presente en algunas variedades de cactus, como el peyote, que tradicionalmente ha sido utilizada por los nativos americanos tanto de forma medicinal como ritual.

Codificación: ___ ___ ___ ___ ___ ___ ___ ___ ___

Calisténico: Persona que realiza el proceso de ejercicios físicos con el propio peso corporal (calistenia). En este sistema, el interés está en los movimientos de las cadenas musculares que componen nuestro cuerpo. El objetivo es la adquisición de resistencia, agilidad, equilibrio, coordinación y flexibilidad a través de un entrenamiento con el propio peso corporal.

Codificación: ___ ___ ___ ___ ___ ___ ___ ___ ___ ___ ___

Termófilo: Organismo vivo que puede soportar condiciones extremas de temperatura relativamente altas, por encima de los 45°C. Es un subtipo de vida extremófila.

Codificación: ___ ___ ___ ___ ___ ___ ___ ___ ___

Zonestesia: Sensación de constricción como provocada por una cintura, es una sensación dolorosa como la que se tiene con un vendaje apretado experimentado especialmente alrededor de la cintura o del abdomen

Codificación: ___ ___ ___ ___ ___ ___ ___ ___ ___ ___

Instinto: Conducta animal innata, estereotipada y específica que se desencadena ante cierto tipo de estímulos externos o intraorgánicos y se continúa hasta su consumación, incluso en ausencia de la estimulación que la provocó.

Codificación: ___ ___ ___ ___ ___ ___ ___ ___

```
3 7 1 4 8 5 5 6 9 3 6 4 1 9 5 4 1 9 1 6
7 0 3 6 2 8 3 2 7 4 6 4 6 2 1 6 7 1 3 0
4 0 9 8 2 0 1 6 2 7 8 0 1 1 9 0 4 2 1 3
6 4 3 4 6 7 8 6 9 9 3 0 1 5 6 8 7 4 9 7
8 8 9 8 7 1 5 7 4 5 1 9 2 1 6 3 6 9 0 2
5 3 6 0 1 6 6 1 9 0 4 3 4 9 0 7 1 5 2 8
0 5 9 1 7 7 5 4 8 3 8 4 1 1 0 3 8 2 5 0
4 8 9 2 3 6 8 4 2 1 5 1 9 3 7 7 0 8 1 6
4 5 9 6 4 9 6 5 0 0 8 9 1 3 5 5 0 8 2 9
8 4 8 1 2 0 4 0 0 4 9 6 2 1 1 0 8 7 0 9
7 9 4 5 3 6 6 1 7 8 5 4 0 6 1 3 3 0 2 3
9 7 6 5 8 5 8 5 9 1 0 8 2 9 5 1 6 1 5 9
2 9 1 5 7 8 2 6 3 2 2 5 4 1 3 5 3 5 4 7
2 7 4 7 8 4 9 0 5 3 1 7 1 2 9 5 4 1 1 2
2 1 0 5 7 1 6 1 3 0 1 2 9 1 6 8 4 1 6 1
8 9 1 3 0 2 4 5 7 1 3 2 0 6 7 5 9 0 1 9
9 0 3 9 5 9 7 3 0 0 1 9 2 2 7 0 0 2 7 7
7 3 7 3 7 5 8 9 0 6 5 2 0 5 9 6 3 9 2 9
7 4 1 7 4 9 4 3 4 4 8 4 9 2 8 2 0 7 9 8
5 8 1 5 5 7 2 6 6 1 8 3 6 1 8 3 1 0 6 8
2 6 6 6 7 2 7 3 6 6 0 7 5 1 4 7 5 1 2 5
0 9 5 3 0 3 0 7 9 7 4 9 0 6 4 1 1 9 3 7
4 9 6 1 3 6 0 9 3 4 8 4 0 7 8 0 3 1 1 4
6 3 7 7 0 5 8 2 9 4 1 8 6 1 6 9 2 1 7 4
```

dificultad (7)

SOPA DE NÚMERO BIOMÉDICA 69

Polimerasa: Enzima capaz de transcribir o replicar ácidos nucleicos, que resultan cruciales en la división celular (ADN polimerasa) y en la transcripción del ADN (ARN polimerasa). Ambas se utilizan para ensamblar moléculas de ADN y ARN, respectivamente, copiando una hebra de plantilla de ADN usando interacciones de emparejamiento de bases o ARN mediante replicación de media escalera.

Codificación: ___ ___ ___ ___ ___ ___ ___ ___ ___ ___

Antrectomía: Extirpación quirúrgica del antro gástrico. Puede completarse con un montaje Billroth I, Billroth II o en Y de Roux.

Codificación: ___ ___ ___ ___ ___ ___ ___ ___ ___ ___ ___

Opistótonos: Posición de hiperextensión corporal debida a un espasmo muscular intenso de los músculos erectores espinales, y prolongado, que hace que la espalda se arquee de forma marcada, la cabeza se desplace hacia atrás sobre el cuello, los talones se inclinen posteriormente sobre las piernas y los brazos y las manos se flexionen.

Codificación: ___ ___ ___ ___ ___ ___ ___ ___ ___ ___

Yododerma: Erupción acneiforme de la piel con pequeñas pústulas foliculares debidas a la ingesta de yodo.

Codificación: ___ ___ ___ ___ ___ ___ ___ ___ ___

Transferrina: Proteína crucial en la fisiología humana, cuyo papel principal es el transporte de hierro en la sangre. Esta proteína se produce en el hígado y es liberada al torrente sanguíneo, donde se une al hierro para formar un complejo estable.

Codificación: ___ ___ ___ ___ ___ ___ ___ ___ ___ ___ ___

```
2 1 0 8 7 0 8 3 9 1 7 6 7 2 4 5 7 9 0 2
4 3 7 1 8 4 8 4 0 6 1 2 2 1 2 3 5 7 8 6
1 7 0 7 3 8 9 0 2 3 6 0 2 9 0 0 8 1 1 1
0 7 1 1 8 7 9 6 2 1 1 5 6 2 5 0 3 6 6 3
3 5 0 6 7 1 8 0 1 2 7 1 4 9 4 6 0 1 7 3
3 7 9 1 1 0 0 6 1 8 9 0 2 5 1 9 1 4 8 7
1 6 9 2 5 1 9 3 9 8 2 0 3 9 0 6 3 1 4 4
6 2 6 9 4 7 7 1 1 0 0 9 1 0 2 2 1 0 7 7
1 5 7 1 2 9 3 9 1 4 2 5 9 6 6 7 9 0 9 3
1 7 3 3 2 7 4 4 4 6 1 2 5 2 3 4 1 6 2 6
2 0 8 5 1 8 2 4 2 5 3 8 3 3 5 4 5 6 3 8
3 2 5 1 4 3 4 1 0 0 1 6 1 9 8 6 4 7 5 4
5 1 3 9 3 2 4 2 6 1 2 9 3 1 9 6 6 2 7 4
9 6 9 1 0 5 1 2 5 4 1 5 8 7 2 5 1 2 3 7
1 1 3 2 5 0 3 4 1 2 1 1 1 2 2 6 4 8 2 0
1 9 7 0 0 7 6 8 9 1 6 2 3 5 8 9 6 9 7 1
2 9 9 1 8 2 5 1 1 5 1 7 9 2 9 6 1 0 9 4
4 8 0 9 6 0 4 8 9 0 4 7 6 2 9 6 6 0 4 8
1 5 1 0 4 6 2 9 9 7 1 4 9 2 7 6 2 9 3 3
1 0 7 5 9 9 8 0 1 0 6 1 1 4 1 8 9 8 7 5
2 1 4 3 4 2 5 5 4 0 2 8 1 3 1 6 2 2 8 6
8 2 6 6 4 5 6 1 1 3 0 8 1 9 5 1 4 2 8 5
6 5 8 3 4 0 6 2 5 5 5 0 5 4 1 7 3 4 8 7
4 1 9 3 8 0 5 0 4 5 2 9 3 9 1 5 4 1 9 1
```

dificultad (7)
0 1 2 3 4 6 6 7

SOPA DE NÚMERO BIOMÉDICA 70

Mensuración: Medio de investigación para determinar algunas dimensiones o para localizar ciertos puntos anatómicos, en medicina y antropología. Acción y resultado de mensurar. Medición

Codificación: ___ ___ ___ ___ ___ ___ ___ ___ ___ ___ ___

Xantinuria: Presencia en la orina de xantina y en general de bases púricas procedentes de la degradación del ácido nucleico y que normalmente son transformadas en ácido úrico. Se trata de una anomalía rara que, a veces, provoca la precipitación de cálculos xánticos.

Codificación: ___ ___ ___ ___ ___ ___ ___ ___ ___ ___

Dramatismo: Cualidad de dramático.

Codificación: ___ ___ ___ ___ ___ ___ ___ ___ ___ ___

Isocitosis: Igualdad en el tamaño de las células, se aplica a las células sanguíneas.

Codificación: ___ ___ ___ ___ ___ ___ ___ ___ ___ ___

Traza: Las pruebas de los elementos traza miden la concentración de minerales específicos en una muestra de sangre, orina u otro fluido corporal o tejido. Estos minerales son sustancias que el organismo necesita regularmente en pequeñas cantidades para funcionar correctamente.

Codificación: ___ ___ ___ ___ ___

```
1 2 7 4 3 3 7 6 4 7 0 0 7 2 4 8 5 4 1 4
2 3 6 0 2 9 0 2 6 1 1 2 9 3 6 1 0 2 9 5
0 0 4 0 5 4 3 2 5 7 5 6 5 9 6 8 9 7 5 3
1 9 7 6 6 8 7 3 9 3 2 6 1 6 1 4 4 1 6 1
9 3 7 8 6 5 6 2 0 4 4 5 6 2 5 6 6 6 7 8
4 7 5 6 0 8 2 6 2 7 0 8 5 3 9 3 2 9 4 2
4 1 2 1 2 3 4 1 6 3 0 4 1 5 2 2 5 8 1 3
7 5 9 5 4 8 7 0 9 6 0 3 2 6 1 9 7 3 7 2
4 4 1 1 1 2 7 4 6 0 6 4 7 7 6 0 3 4 2 4
0 0 0 5 1 1 0 8 8 7 7 5 8 1 1 9 0 0 1 6
9 1 7 0 4 3 4 2 3 8 1 3 8 6 0 8 3 2 9 4
0 1 1 6 7 8 1 2 2 7 5 4 2 2 9 7 8 9 1 7
2 3 6 2 1 5 2 2 1 1 1 6 3 5 5 7 4 2 1 5
8 0 8 7 7 4 4 2 1 9 9 7 3 8 9 0 3 6 2 4
9 5 6 9 8 2 3 7 3 9 1 1 7 0 9 0 0 0 1 2
5 5 5 5 1 2 0 0 4 9 2 4 3 7 6 7 7 7 0 9
0 5 3 8 6 3 5 4 4 2 3 0 2 9 3 7 3 7 2 9
2 9 8 9 5 8 6 5 5 0 6 9 1 2 3 4 7 5 5 5
5 6 4 7 0 3 3 2 6 0 0 1 6 3 1 1 4 6 4 9
5 9 8 1 7 5 5 7 4 7 3 3 6 7 1 9 1 2 7 0
3 1 3 9 1 6 0 7 0 5 2 8 3 4 0 6 9 4 1 2
2 9 1 0 0 4 1 0 0 9 6 4 8 4 9 6 1 1 8 6
5 9 0 3 4 4 2 0 6 2 9 0 2 6 0 9 1 0 3 5
3 2 3 3 2 6 3 9 9 9 6 1 0 7 4 7 5 4 4 3
```

dificultad (7)

0 1 2 3 4 5 6 7

SOPA DE NÚMERO BIOMÉDICA 71

Espermorrea: Pérdida involuntaria de esperma. Enfermedad caracterizada por la salida de semen del pene sin estimulación previa. Esta puede ser abundante o escasa, pero siempre de manera involuntaria.

Codificación: ___ ___ ___ ___ ___ ___ ___ ___ ___ ___ ___

Plexitis: Grupo de enfermedades que se basan en el daño del plexo nervios espinales formados.

Codificación: ___ ___ ___ ___ ___ ___ ___ ___

Irreductible: Que no es susceptible de ser reducido o de llevarse al lugar que antes ocupaba. Se dice de algunas luxaciones, fracturas, hernias, etc.

Codificación: ___ ___ ___ ___ ___ ___ ___ ___ ___ ___ ___ ___

Vicariante: Fenómeno en el que una función corporal es asumida por otra estructura o parte del cuerpo debido a una lesión o disfunción en su órgano o sistema original.

Codificación: ___ ___ ___ ___ ___ ___ ___ ___ ___ ___

Borramiento: Las prostaglandinas son sustancias químicas producidas por el cuerpo hacia el final del embarazo, que suavizan el cuello uterino y lo ayudan a dilatarse. Este proceso se llama borramiento.

Codificación: ___ ___ ___ ___ ___ ___ ___ ___ ___ ___ ___

```
4 3 4 4 8 7 2 9 1 5 7 2 6 6 1 6 7 1 9 3
7 6 7 5 2 7 2 9 9 9 9 4 1 8 1 2 4 4 0 0
7 1 1 6 2 1 1 3 2 8 5 1 4 8 4 2 8 4 7 7
8 7 7 1 0 9 1 2 5 7 3 2 8 4 5 2 3 6 7 9
5 0 8 9 2 8 0 2 9 1 2 9 5 2 5 2 1 7 1 1
7 1 5 5 9 4 5 0 1 7 2 4 6 1 3 4 3 2 3 1
1 7 5 2 2 8 1 7 3 8 8 5 6 4 6 2 4 6 9 5
3 3 6 9 1 3 2 5 6 1 4 0 4 4 1 1 5 7 5 1
4 2 1 8 1 2 7 8 9 1 8 3 3 7 6 4 8 5 7 8
8 7 2 4 5 9 9 6 5 3 2 8 9 1 4 0 1 9 1 9
5 6 0 3 4 7 1 1 0 0 1 0 8 6 0 3 4 9 9 1
2 4 8 5 9 0 4 6 2 0 8 1 2 0 5 7 1 7 5 3
2 5 7 3 0 3 1 0 1 3 6 2 9 9 9 2 0 5 9 3
6 6 2 6 1 2 1 6 2 3 2 9 3 1 1 5 8 2 2 7
2 8 8 6 6 6 2 1 8 7 1 2 5 6 9 2 8 6 2 6
7 5 7 7 1 3 9 5 9 8 4 9 4 4 7 1 2 4 5 9
1 6 5 9 1 2 9 0 2 9 2 7 1 5 5 2 6 7 2 4
3 9 7 0 8 6 6 0 3 5 1 7 4 5 9 4 6 1 6 6
7 8 4 1 6 0 3 3 1 0 3 1 5 3 7 1 9 0 2 4
2 7 8 7 6 4 0 6 3 0 4 3 4 3 6 1 9 8 7 9
1 2 0 6 3 1 2 6 4 6 8 8 6 2 6 0 0 1 1 7
0 4 3 2 6 7 4 9 5 9 4 4 6 2 1 5 4 2 9 0
5 3 2 1 2 7 0 1 1 8 7 6 5 0 6 5 5 6 5 3
3 2 5 3 2 2 0 4 8 8 4 3 2 1 0 2 8 5 2 8
```

→ ← ↑ ↓ ↖ ↗ ↙ dificultad (7)
0 1 2 3 4 5 6 7

SOPA DE NÚMERO BIOMÉDICA 72

Timerosal: Conservante de mercurio que ha sido utilizado durante décadas en viales de dosis múltiples de algunas vacunas para prevenir el crecimiento de microorganismos, como bacterias u hongos que las contaminan.

Codificación: ___ ___ ___ ___ ___ ___ ___ ___ ___

Goteo: Consiste en la aplicación intravenosa de oxitocina sintética, la misma hormona que naturalmente desencadena las contracciones de parto. Se puede emplear sola o bien en combinación con otros fármacos.

Codificación: ___ ___ ___ ___ ___

Odorífera: Que tiene buen aroma, olor o fragancia. Las glándulas odoríferas son glándulas exocrinas que producen secreciones olorosas con funciones propias dentro del comportamiento animal. Pueden encontrarse en el área genital de la mayoría de los mamíferos y en otras partes del cuerpo, como en las axilas de los humanos.

Codificación: ___ ___ ___ ___ ___ ___ ___ ___ ___

Dishidrosis: Afección de la piel que provoca la formación de pequeñas ampollas llenas de líquido en las palmas de las manos y los lados de los dedos. A veces, la parte inferior de los pies también se ve afectada.

Codificación: ___ ___ ___ ___ ___ ___ ___ ___ ___ ___ ___

Mioblasto: Se considera una célula indiferenciada con capacidad para sintetizar filamentos finos poco antes de su proceso de fusión con otros mioblastos y dar lugar a la formación de miotubos. Es una célula con alta capacidad de división celular y constituyen las células germinales del músculo. Célula precursora de las fibras musculares.

Codificación: ___ ___ ___ ___ ___ ___ ___ ___ ___

```
6 2 2 6 1 1 2 0 2 1 2 1 2 6 1 9 3 1 6 4
6 0 2 1 3 2 3 6 1 0 1 4 9 2 8 5 7 7 5 6
1 3 2 1 3 3 5 9 9 2 5 7 4 9 7 6 0 4 7 8
9 9 7 1 4 4 3 1 0 1 6 9 1 9 2 9 7 9 6 8
4 9 6 8 2 0 9 7 1 6 2 1 5 1 6 6 1 2 1 6
2 1 3 8 0 8 0 2 0 5 3 1 0 1 7 3 9 0 9 3
7 5 1 1 2 8 7 8 9 4 1 5 2 5 0 5 4 8 4 5
2 1 9 1 3 5 1 9 1 6 2 0 1 1 2 3 4 9 3 2
2 1 8 5 5 0 0 1 8 2 9 9 0 0 4 6 6 4 4 9
8 1 3 9 8 3 6 3 4 9 5 5 7 3 8 5 0 1 6 0
9 4 9 0 8 6 5 9 6 9 4 2 6 4 3 5 9 9 6 7
3 6 1 1 5 0 0 6 9 5 0 0 2 3 7 8 3 1 9 4
6 8 9 7 5 2 6 8 5 9 0 6 8 8 3 4 0 6 4 9
0 4 6 2 3 6 5 9 2 9 3 8 5 0 5 9 0 2 5 4
0 5 2 6 8 0 0 0 9 5 9 5 0 9 1 5 2 0 5 2
2 5 9 6 8 6 6 3 1 2 7 0 3 3 0 6 1 9 2 1
4 3 8 1 1 3 4 4 9 3 0 3 4 1 9 1 9 2 5 9
8 7 6 6 2 1 8 8 2 1 9 2 4 3 7 7 1 0 3 5
5 8 7 7 3 8 3 9 6 9 6 1 2 4 5 8 6 4 9 4
6 9 5 4 8 1 2 8 7 7 0 1 4 2 5 9 9 1 7 3
1 9 9 0 9 6 1 7 3 7 4 4 4 2 6 2 4 6 2 6
5 8 2 8 9 8 8 9 8 9 5 3 6 6 2 7 4 4 7 0
4 7 7 5 4 7 4 3 4 1 4 2 1 8 1 1 8 0 4 9
7 5 9 8 2 8 3 7 8 7 7 1 8 0 6 1 6 8 1 1
```

dificultad (7)

SOPA DE NÚMERO BIOMÉDICA 73

Linaza: Se usa en medicina como laxante ligero. Al contacto con agua, la cáscara de la semilla de linaza segrega mucilago que ayuda al tránsito intestinal.

Codificación: ___ ___ ___ ___ ___ ___

Histona: Proteína pequeña, de carácter básico, rica en lisina y arginina, que se une al DNA en la cromatina.

Codificación: ___ ___ ___ ___ ___ ___ ___

Postictal: Estado alterado de conciencia en el que entra una persona después de tener una crisis convulsiva. Generalmente dura entre 5 y 30 minutos, pero puede durar más dependiendo de la duración y severidad de la crisis que lo desencadene, y se caracteriza por mareo, confusión, hipertensión, cefalea o migraña y otros síntomas de desorientación. Adicionalmente, la finalización de este estado suele acompañarse de amnesia u otros déficits amnésicos. Durante este periodo se da la recuperación del cerebro del trauma que representa la crisis convulsiva.

Codificación: ___ ___ ___ ___ ___ ___ ___ ___ ___

Marasmo: Es un tipo de desnutrición grave causada por la deficiencia de calorías en la dieta, lo que causa que el organismo use sus reservas de energía corporal, provocando síntomas como bajo peso, atraso en el crecimiento infantil, deshidratación, irritación y diarrea.

Codificación: ___ ___ ___ ___ ___ ___ ___

Aldosterona: Hormona esteroídica de la corteza de las glándulas suprarrenales que regula el metabolismo de los electrolitos, principalmente el sodio, el potasio y el cloro.

Codificación: ___ ___ ___ ___ ___ ___ ___ ___ ___ ___ ___

```
1 4 5 9 5 3 0 5 8 7 4 4 1 3 7 1 4 7 4 3
4 2 8 4 0 3 2 0 8 7 6 0 4 1 8 2 1 4 2 2
0 2 7 2 0 6 5 4 2 5 1 4 2 6 7 3 0 9 2 3
8 1 0 2 2 0 7 1 6 4 0 4 4 2 3 1 7 8 7 6
7 8 5 2 6 8 7 4 4 0 4 0 0 3 1 8 5 5 6 5
3 1 8 1 0 4 7 0 4 6 6 1 4 2 1 7 1 1 9 2
4 2 4 1 2 0 5 4 3 8 3 2 1 1 2 5 6 6 3 6
0 7 4 0 7 6 3 7 2 2 4 5 5 1 4 0 1 2 6 9
8 9 2 6 3 5 7 4 2 5 6 6 0 1 1 7 3 0 2 7
8 0 5 4 3 4 6 1 7 2 5 9 9 2 6 8 1 7 6 9
3 2 1 5 6 0 5 3 3 7 5 1 7 3 2 6 0 9 0 6
9 5 8 3 5 3 9 7 1 3 4 7 1 9 0 0 2 9 6 9
0 7 0 9 9 3 6 4 8 1 3 6 2 1 2 8 1 8 2 0
6 7 8 9 2 8 9 4 8 6 2 5 9 2 1 3 9 0 4 0
3 0 6 6 7 0 9 6 0 6 0 9 1 0 5 9 1 6 8 0
6 3 9 0 1 8 2 7 3 5 0 4 4 2 1 4 1 7 7 1
9 9 7 2 2 5 7 1 2 8 9 4 1 6 9 2 3 6 4 2
4 0 4 5 6 2 1 4 1 4 6 2 2 1 1 1 1 4 3 9
8 7 6 4 6 5 0 6 2 6 0 4 7 7 6 7 8 5 6 9
0 7 4 6 3 2 7 6 1 9 1 0 1 1 1 9 5 8 7 5
9 1 9 3 3 0 9 9 7 0 5 4 6 6 4 1 8 0 1 2
7 4 8 3 1 4 4 7 3 4 1 7 1 0 1 1 5 9 9 9
9 8 8 0 8 5 4 5 0 3 6 2 5 9 1 5 1 6 7 6
3 8 6 8 7 4 8 5 2 5 0 3 0 1 6 8 5 4 1 2
```

dificultad (7)
0 1 2 3 4 5 6 7

SOPA DE NÚMERO BIOMÉDICA 74

Cetonemia: Nivel elevado de cuerpos cetónicos en la sangre, como sucede en la diabetes mellitus y en la inanición.

Codificación: ___ ___ ___ ___ ___ ___ ___ ___ ___

Megalomanía: Manía o delirio de grandezas.

Codificación: ___ ___ ___ ___ ___ ___ ___ ___ ___ ___ ___

Inválido: Que no tiene fuerza ni vigor. Que adolece de un defecto físico o mental, ya sea congénito, ya sea adquirido, que le impide o dificulta alguna de sus actividades.

Codificación: ___ ___ ___ ___ ___ ___ ___ ___

Grabado: Acción de grabar. Estampa obtenida por medio de la impresión de planchas tratadas con la técnica del grabado.

Codificación: ___ ___ ___ ___ ___ ___ ___

Tuberculina: Extracto proteico obtenido de *Mycobacterium tuberculosis*. Se utiliza para inyectarlo en la piel con el fin de diagnosticar si existe infección tuberculosa.

Codificación: ___ ___ ___ ___ ___ ___ ___ ___ ___ ___ ___

```
3 2 4 9 7 9 2 7 5 4 1 9 5 9 9 6 3 0 3 4
2 9 7 3 0 5 0 1 2 3 6 5 1 9 5 9 3 8 5 6
1 3 5 7 1 1 2 1 6 1 3 1 1 4 3 0 1 0 9 2
9 1 6 4 6 5 2 8 4 6 0 4 6 4 6 1 2 5 1 3
3 3 3 9 7 3 7 9 4 5 9 8 7 1 2 6 3 2 6 2
8 4 4 6 2 1 5 6 1 7 2 1 4 4 8 2 9 0 9 7
2 9 7 3 2 0 9 1 4 0 0 4 8 0 0 0 1 3 5 5
8 0 1 0 3 8 6 6 6 8 5 1 9 8 8 6 4 8 3 3
8 9 1 2 1 9 6 7 0 9 2 9 6 9 7 3 8 5 1 7
9 4 9 1 0 4 6 7 9 4 8 7 9 9 7 5 6 8 4 2
6 5 9 5 1 0 5 0 0 1 6 7 4 5 0 0 1 8 5 3
2 0 1 3 0 4 8 1 2 5 2 7 2 5 1 4 0 9 5 1
4 2 1 2 2 2 5 1 9 3 2 2 1 2 9 1 4 1 0 4
6 8 0 4 4 3 5 0 4 4 0 4 5 1 6 1 4 5 0 2
5 8 7 3 0 5 8 3 2 5 0 9 7 1 0 2 3 8 8 8
5 8 8 6 1 0 1 6 1 2 5 3 2 4 7 1 1 0 4 9
5 7 1 9 1 2 1 4 1 6 5 8 6 8 8 7 0 4 2 5
3 2 8 1 1 9 3 1 5 4 1 6 1 1 2 5 3 0 3 3
4 2 5 2 2 9 3 7 6 1 2 2 2 9 2 4 6 8 7 4
4 8 5 1 1 1 0 4 7 4 7 4 7 0 9 8 5 8 1 0
5 9 6 1 4 9 2 1 8 2 3 2 4 1 9 8 0 4 6 3
0 4 2 4 9 7 3 8 9 0 9 3 5 4 4 5 6 6 8 7
6 2 4 8 7 8 0 1 7 6 5 0 8 8 3 5 4 4 7 1
6 9 2 3 5 4 7 9 6 6 9 9 4 0 7 7 8 7 2 3
```

dificultad (7)

0 1 2 3 4 5 6 7

SOPA DE NÚMERO BIOMÉDICA 75

Dipsomanía: Forma del síndrome de dependencia de alcohol caracterizada por la ingesta episódica y compulsiva de bebidas alcohólicas.

Codificación: ___ ___ ___ ___ ___ ___ ___ ___ ___ ___

Necrosante: Se refiere a algo que ocasiona la muerte del tejido corporal.

Codificación: ___ ___ ___ ___ ___ ___ ___ ___ ___ ___

Estradiol: Hormona sexual femenina que se sintetiza por acción de la FSH en las células de la granulosa del ovocito. Esta hormona es importante, ya que participa en el desarrollo del aparato reproductor femenino y en la aparición de los caracteres secundarios.

Codificación: ___ ___ ___ ___ ___ ___ ___ ___ ___

Autosomas: Cualquier cromosoma nuclear que no es un cromosoma sexual. En los humanos hay 22 pares de autosomas.

Codificación: ___ ___ ___ ___ ___ ___ ___ ___ ___

Hipopión: Colección de material purulento en la cámara anterior del ojo. Puede ser estéril, como consecuencia de un proceso inflamatorio intraocular muy intenso, o no estéril, como consecuencia de una infección intraocular grave.

Codificación: ___ ___ ___ ___ ___ ___ ___ ___

```
0 9 2 0 8 3 2 0 0 8 3 2 0 1 6 1 6 1 3 2
2 5 0 3 8 3 3 8 7 3 8 2 7 0 1 2 8 3 5 1
0 4 7 0 1 4 8 9 7 4 9 2 8 9 2 2 0 4 9 0
7 8 4 2 3 5 6 4 0 5 2 4 2 9 2 0 9 0 4 4
0 1 1 2 1 1 8 1 5 5 1 3 1 0 2 5 6 6 4 9
9 5 7 1 1 3 7 2 2 2 8 2 6 6 1 4 3 0 4 3
9 6 2 3 0 3 1 9 7 1 8 5 7 8 1 9 9 2 1 2
1 4 1 8 0 9 0 7 4 0 5 7 5 9 6 7 6 0 6 1
0 7 9 5 0 6 6 5 5 3 8 9 3 1 2 7 7 9 2 6
0 2 5 9 6 7 3 3 2 4 4 9 0 7 0 4 2 4 0 7
6 9 8 3 3 3 9 2 0 1 0 2 0 1 1 9 6 6 9 0
1 0 4 0 5 0 3 8 2 1 1 2 3 6 6 2 9 3 9 1
3 8 9 5 6 8 5 4 1 3 9 0 1 1 1 4 8 3 0 8
6 9 7 9 0 6 6 5 1 1 0 1 1 7 3 1 1 2 7 3
8 3 5 5 2 9 4 6 9 6 9 1 7 9 1 0 8 0 8 4
4 5 8 6 1 1 8 9 1 1 7 6 1 3 2 3 3 6 6 4
2 7 0 1 7 9 5 6 4 0 5 2 3 1 0 7 4 5 1 3
4 8 2 9 9 9 0 8 9 2 5 7 3 1 0 6 6 2 2 8
5 0 8 1 1 4 0 1 1 7 7 3 3 4 9 4 5 1 2 8
7 9 3 1 1 7 7 7 6 1 7 2 4 2 0 9 8 5 3 5
7 6 3 3 7 1 4 9 1 9 8 0 4 2 3 0 0 3 4 5
7 4 6 4 7 3 5 1 2 4 0 5 2 9 8 6 5 2 0 4
7 3 5 3 3 5 5 2 4 3 2 4 6 0 8 5 2 7 7 5
2 7 1 4 5 3 1 9 1 6 2 0 1 1 4 2 1 5 0 1
```

dificultad (7)

0 1 2 3 4 5 6 7

SOPA DE NÚMERO BIOMÉDICA 76

Somniloquia: Se refiere a la acción de hablar durante el sueño sin estar consciente de ello.

Codificación: ___ ___ ___ ___ ___ ___ ___ ___ ___ ___ ___

Fructosa: Es un azúcar simple de origen natural presente en las frutas, pero también en la miel que lo contiene en una proporción de más de un 40%. Es de bajo índice glucémico lo que quiere decir que no incrementa de forma brusca la tasa de azúcar en sangre.

Codificación: ___ ___ ___ ___ ___ ___ ___ ___

Bulbitis: En los casos más graves las complicaciones incluyen úlceras en el estómago o en el duodeno. Éstas pueden provocar hemorragias con pérdida más o menos abundante de sangre. Cuando esto sucede las heces adoptan un color negro o rojo muy oscuro y la persona puede sufrir sensación de mareo e incluso desmayos. Inflamación de la porción del bulbo de la uretra o uretra anterior.

Codificación: ___ ___ ___ ___ ___ ___ ___ ___

Impalpable: Que no produce sensación al tacto, o apenas la produce. Ligero, sutil, casi imperceptible.

Codificación: ___ ___ ___ ___ ___ ___ ___ ___ ___ ___

Colelitiasis: Presencia o formación de cálculos en la vesícula biliar, generalmente provocados por éxtasis y concentración de la bilis en la vesícula. Aunque puede ser asintomática, es una causa frecuente de dolor abdominal en el hipocondrio derecho, por producirse un cólico biliar simple, colecistitis aguda o pancreatitis aguda biliar.

Codificación: ___ ___ ___ ___ ___ ___ ___ ___ ___ ___ ___ ___

3 3 2 3 0 9 3 0 6 7 0 4 9 9 4 0 5 6 8 6
6 1 2 5 3 9 7 0 6 6 6 0 4 2 2 6 0 3 7 8
6 3 6 5 8 8 3 9 6 5 8 9 4 9 4 5 2 2 1 3
7 7 1 1 9 9 8 1 2 3 9 9 1 1 7 6 6 1 0 1
1 0 3 6 2 8 5 0 7 2 3 2 9 4 8 5 0 0 2 5
4 1 4 6 6 5 4 1 0 7 9 9 1 2 3 7 4 3 6 2
6 9 9 8 0 7 1 3 1 2 4 9 9 6 7 9 1 7 1 1
8 3 7 2 1 5 9 2 2 3 6 9 2 4 6 8 8 0 1 2
7 3 3 0 2 2 8 1 9 2 8 7 8 1 9 1 4 8 2 1
4 9 1 2 0 8 2 0 9 2 8 5 7 9 8 4 8 4 3 7
0 8 9 9 9 2 1 2 2 6 1 5 9 2 1 8 2 5 2 1
4 7 9 9 2 1 8 6 6 7 2 9 3 3 5 8 1 6 2 2
4 5 3 5 6 6 7 2 1 0 3 1 1 7 1 7 3 4 9 1
0 4 2 5 1 4 4 3 6 2 0 4 3 2 4 5 0 7 1 1
1 8 3 0 6 2 3 4 7 9 1 4 4 7 0 4 2 1 6 7
4 0 7 9 8 0 9 1 4 7 6 9 5 0 7 9 6 9 1 1
8 3 4 8 0 8 8 3 5 5 6 6 4 6 5 4 2 3 9 3
5 6 6 8 6 4 9 8 9 1 0 7 9 1 5 1 2 0 6 1
2 4 1 5 5 9 1 7 1 7 4 6 4 9 3 5 8 0 1 9
8 0 5 2 0 6 5 1 0 8 3 9 8 4 8 1 7 0 3 1
8 6 9 0 9 1 4 9 0 8 9 9 1 9 2 7 6 2 7 4
5 5 0 9 0 4 1 9 4 0 5 5 3 5 3 1 8 1 2 8
0 4 1 4 7 3 8 2 7 8 5 6 7 0 2 5 1 1 0 7
1 0 1 9 3 6 2 6 3 2 9 9 0 1 3 5 1 3 8 2

dificultad (7)

0 1 2 3 4 5 6 7

SOPA DE NÚMERO BIOMÉDICA 77

Gammagrafía: Técnica de imagen que constituye la base de la Medicina Nuclear. Emplea cámaras especiales que detectan Rayos Gamma para capturar imágenes del interior del cuerpo del paciente mediante el rastreo de los materiales radiactivos administrados por el médico a medida que pasan por el cuerpo.

Codificación: ___ ___ ___ ___ ___ ___ ___ ___ ___ ___ ___

Rinolalia: Alteración en la calidad de la voz que se produce debido a problemas en la cavidad nasal o en la estructura que la separa de la boca, conocida como el velo del paladar.

Codificación: ___ ___ ___ ___ ___ ___ ___ ___ ___

Otalgia: Dolor de oído.

Codificación: ___ ___ ___ ___ ___ ___ ___

Epispadia: Cierre imperfecto del canal uretral, quedando una o varias comunicaciones entre la uretra peneana y el exterior.

Codificación: ___ ___ ___ ___ ___ ___ ___ ___ ___

Tipificación: Es un procedimiento médico que permite determinar la clasificación de la sangre de un individuo según la presencia o ausencia de ciertos antígenos en la superficie de los glóbulos rojos, también conocidos como eritrocitos.

Codificación: ___ ___ ___ ___ ___ ___ ___ ___ ___ ___ ___ ___

```
7 6 9 1 9 2 1 1 2 1 6 1 4 1 9 9 1 7 7 1
4 4 6 6 5 3 1 7 3 7 7 9 7 8 4 6 2 1 9 4
9 3 9 8 8 6 5 9 3 7 0 7 7 6 3 1 0 9 6 4
8 6 7 9 8 1 5 8 4 2 9 9 5 0 7 3 7 2 3 9
6 6 6 2 1 1 4 6 2 6 7 4 3 0 7 0 9 2 1 4
2 4 5 2 8 0 9 4 3 9 7 9 1 5 1 5 5 5 2 3
7 5 0 1 5 2 4 4 5 2 5 3 3 9 5 7 0 6 4 5
1 4 5 9 8 2 7 6 0 4 7 6 6 2 7 2 4 7 8 8
9 3 1 1 5 1 7 9 2 0 1 7 1 4 9 1 0 8 2 9
0 6 1 7 5 2 4 4 6 8 7 6 7 9 4 9 3 3 5 4
7 3 5 9 9 1 3 9 7 2 3 1 0 7 9 2 7 6 7 0
9 1 4 6 4 9 0 2 0 4 0 9 9 6 1 7 4 8 9 6
2 7 7 9 6 0 6 5 5 4 1 5 5 9 8 0 4 4 7 0
4 2 1 3 8 4 7 6 0 0 2 6 7 7 2 9 5 7 7 3
4 9 8 1 9 9 4 2 0 0 8 2 3 5 8 6 6 7 4 8
3 7 8 3 8 3 8 8 1 1 1 1 7 1 6 3 4 3 5 9
8 7 3 9 3 5 2 8 3 1 4 5 6 6 1 9 3 6 3 6
5 7 5 3 4 1 4 2 1 7 5 9 6 4 4 6 0 3 3 5
3 8 4 1 4 7 7 2 8 9 5 3 4 2 8 5 9 0 1 3
3 3 8 1 5 2 6 5 1 8 1 5 1 7 5 6 7 2 3 2
0 5 1 4 4 1 7 0 8 6 1 8 4 3 2 6 0 6 3 4
6 3 0 0 9 4 3 4 3 2 1 2 4 9 6 1 6 4 4 1
4 2 7 1 1 3 1 3 1 7 1 9 1 6 3 0 1 4 7 2
3 5 0 1 3 7 5 2 1 8 7 5 3 7 0 7 9 3 6 9
```

dificultad (7)
0 1 2 3 4 5 6 7

SOPA DE NÚMERO BIOMÉDICA 78

Botulina: Neurotoxina que, pese a ser liberada por el botulismo (una enfermedad que surge de una bacteria que provoca parálisis muscular), es también un fármaco que se usa con fines médicos para tratar algunas enfermedades neurológicas y también en la Medicina Estética.

Codificación: ___ ___ ___ ___ ___ ___ ___ ___

Postración: Abatimiento por enfermedad o aflicción. Estar en estado de postración se refiere que tiene alguna condición médica que le impide moverse por sí misma debido a alguna enfermedad o impedimento físico.

Codificación: ___ ___ ___ ___ ___ ___ ___ ___ ___ ___

Isomerismo: Proceso por el cual se generan formas isómeras de una molécula.

Codificación: ___ ___ ___ ___ ___ ___ ___ ___ ___ ___

Escólex: Primero de los segmentos de las tenias adultas (extremo cefálico), en el que se localizan los órganos de fijación (ventosas, botrios y ganchos). Su tamaño es muy pequeño y habitualmente está fijado a la mucosa intestinal.

Codificación: ___ ___ ___ ___ ___ ___ ___

Misoginia: Se define como el odio, aversión y prejuicio hacia las mujeres y niñas. Detrás de un comportamiento misógino se esconden multitud de creencias e ideas irracionales que van transmitiéndose generación tras generación dentro del entorno familiar y/o social, provocando discriminación y desigualdad entre las personas que la padecen.

Codificación: ___ ___ ___ ___ ___ ___ ___ ___ ___

```
9 0 4 7 9 9 0 6 1 9 9 3 9 1 9 3 7 8 3 5
4 3 1 2 3 9 5 2 5 4 7 7 4 4 1 5 8 9 2 0
8 7 8 2 1 9 7 2 9 1 9 2 1 7 5 3 7 3 4 8
8 0 8 0 7 3 3 0 3 5 7 6 2 5 2 6 1 3 7 8
3 6 9 6 0 6 2 3 6 5 2 5 2 1 1 3 3 0 2 5
3 1 5 7 1 3 5 4 1 6 6 2 0 4 6 7 8 4 4 5
5 8 7 4 6 3 7 6 3 6 1 3 7 3 9 6 0 3 3 5
3 6 3 1 1 8 1 3 0 3 5 2 3 4 0 1 0 3 8 9
9 1 7 5 6 6 0 0 7 5 4 5 1 6 8 6 0 5 2 9
5 4 2 7 7 2 7 5 2 1 3 5 8 8 2 6 1 5 2 9
9 9 9 2 1 5 0 8 3 9 0 0 6 3 3 0 7 7 3 4
0 0 9 0 3 3 1 2 9 4 9 7 0 3 9 9 3 9 4 8
3 9 3 8 2 3 3 9 1 2 0 1 4 3 8 0 9 1 6 1
6 3 5 8 4 5 4 4 4 1 0 0 5 7 3 9 9 0 0 0
6 7 3 1 7 2 7 6 5 1 9 2 7 3 5 3 5 5 9 0
2 5 0 6 9 2 1 4 3 4 9 1 6 2 1 3 2 0 7 5
6 7 3 9 5 6 1 8 6 6 1 7 3 3 5 6 8 9 4 8
7 8 5 8 8 4 9 3 4 6 7 3 6 9 9 7 1 9 0 5
7 1 8 3 2 9 1 5 5 5 8 3 6 1 3 6 4 0 0 1
1 5 0 2 2 6 4 3 2 3 2 8 3 7 0 1 5 7 2 4
3 2 0 0 1 4 3 6 4 2 3 0 6 6 0 2 1 4 1 9
8 6 8 1 9 0 1 7 7 4 9 7 8 5 9 8 9 4 0 2
7 1 5 1 6 2 6 3 6 3 0 4 4 6 5 4 9 3 3 0
2 1 6 2 1 2 2 1 2 9 1 4 1 7 9 4 6 3 1 3
```

dificultad (7)

0 1 2 3 4 5 6 7

SOPA DE NÚMERO BIOMÉDICA 79

Acoprosis: Formación insuficiente o nula de excrementos en el intestino.

Codificación: ___ ___ ___ ___ ___ ___ ___ ___ ___

Linfedema: Edema marcado de un miembro por dificultad para el retorno linfático del miembro, por enfermedades congénitas o adquiridas del sistema linfático, o más frecuentemente por linfadenectomía del territorio linfático de drenaje del miembro por patologías tumorales.

Codificación: ___ ___ ___ ___ ___ ___ ___ ___ ___

Implosión: Método para la reducción de fobias y conductas compulsivas, que consiste en la confrontación directa y/o prolongada del paciente con los estímulos evocadores de esas reacciones, hasta lograr la extinción de estas.

Codificación: ___ ___ ___ ___ ___ ___ ___ ___ ___

Gimnocito: Célula sin membrana de envoltura, es decir, desnuda.

Codificación: ___ ___ ___ ___ ___ ___ ___ ___ ___

Pandiculación: Contracción generalizada de los músculos del cuerpo, con extensión de las cuatro extremidades, generalmente acompañada de un bostezo. Con la pandiculación se estira el tronco y las extremidades, como cuando se está fatigado y somnoliento, especialmente al despertarse.

Codificación: ___ ___ ___ ___ ___ ___ ___ ___ ___ ___ ___ ___ ___

```
7 6 4 4 0 4 5 5 1 0 8 9 6 8 7 4 6 7 2 5
4 6 1 1 2 9 3 6 1 4 1 3 1 9 7 1 4 7 1 5
3 6 6 0 0 0 6 4 2 3 2 3 8 4 6 1 1 4 0 6
6 0 2 5 1 2 3 2 3 2 2 9 6 2 6 6 1 1 4 4
5 1 9 9 9 0 9 8 3 5 5 7 3 1 7 5 3 1 4 4
8 2 0 9 6 3 6 6 4 7 2 0 0 1 1 6 9 3 8 2
4 7 9 5 8 9 3 0 2 5 8 9 4 1 0 9 0 9 5 0
2 7 5 1 6 0 3 1 7 7 8 3 8 1 6 0 2 3 7 0
4 5 7 2 3 9 0 0 6 7 4 6 2 7 2 1 6 1 0 7
1 9 8 9 4 1 5 1 0 2 4 5 5 9 4 9 1 2 9 3
7 5 5 1 1 6 4 3 8 1 6 4 0 8 4 0 2 1 8 1
3 7 1 4 3 3 6 7 2 9 2 2 2 2 7 2 1 2 6 4
1 6 0 6 2 5 1 2 5 0 6 5 1 7 1 3 7 2 5 4
1 4 0 5 1 4 8 4 7 1 5 9 2 9 6 2 1 3 6 2
0 2 2 4 4 7 8 8 9 3 9 7 4 5 5 9 3 9 2 1
3 6 7 5 2 9 2 1 0 2 6 7 5 6 1 7 1 4 9 7
5 2 8 1 0 7 7 0 7 7 2 0 2 2 4 4 9 4 9 8
4 5 1 3 0 1 7 9 8 5 8 2 6 7 0 4 9 1 1 5
9 1 1 1 6 5 2 7 7 3 6 8 6 9 5 3 4 1 2 4
2 2 5 1 9 1 4 8 3 8 3 2 6 2 8 9 0 7 3 2
4 7 3 8 3 6 1 7 3 8 5 0 8 2 3 5 2 1 2 8
8 1 2 5 3 4 2 7 0 7 3 7 5 4 7 9 0 4 7 7
7 7 2 0 0 1 9 4 5 4 3 4 6 7 0 3 0 3 7 3
8 7 2 9 0 2 5 1 1 1 1 9 9 8 1 5 1 9 2 3
```

dificultad (7)

0 1 2 3 4 5 6 7

SOPA DE NÚMERO BIOMÉDICA 80

Hidrolasa: Se refiere a una clase específica de enzima que trabaja para controlar el proceso de hidrólisis en el cuerpo.

Codificación: ___ ___ ___ ___ ___ ___ ___ ___ ___

Endogamia: Apareamiento entre individuos de la misma cepa o clan.

Codificación: ___ ___ ___ ___ ___ ___ ___ ___ ___

Micetismo: Intoxicación o envenenamiento causado por la ingestión de macromicetos que contengan o produzcan sustancias que no pueden ser descompuestas por los procesos digestivos o metabólicos del ser humano, y que al ser absorbidas provocan reacciones toxicas que causan desde diarreas sin complicaciones, hasta la muerte por destrucción hepática o renal.

Codificación: ___ ___ ___ ___ ___ ___ ___ ___ ___

Sádico: Perteneciente o relativo al sadismo. Que tiene tendencia al sadismo o lo practica.

Codificación: ___ ___ ___ ___ ___ ___

Desecante: Absorbe la humedad del aire y se puede emplear dentro del envase de un producto medicamentoso para protegerlo del daño causado por la humedad.

Codificación: ___ ___ ___ ___ ___ ___ ___ ___ ___

5 6 4 6 1 9 8 9 4 1 9 1 6 1 2 1 2 0 1 7
8 2 6 2 5 3 0 4 8 7 1 6 8 5 7 4 4 5 7 8
1 5 0 4 8 3 5 4 2 0 7 6 1 4 3 9 9 9 2 9
1 8 4 6 4 6 1 2 2 0 1 2 2 9 5 7 6 7 2 2
4 5 6 6 8 2 4 4 3 9 3 8 4 7 9 6 7 3 2 6
0 6 7 0 5 1 5 4 3 6 6 4 0 6 0 4 7 3 2 9
1 5 2 2 1 3 8 5 0 0 7 8 1 4 3 4 6 7 5 0
9 8 0 0 8 0 0 5 3 4 5 1 0 5 2 5 9 7 3 8
3 5 2 5 2 5 5 2 1 6 3 1 8 5 6 7 1 4 0 7
9 0 4 3 7 8 1 2 7 3 7 5 7 4 9 8 7 5 4 6
5 5 6 5 6 1 4 4 5 1 3 8 6 1 2 2 6 4 6 5
8 5 1 1 8 3 9 9 4 2 2 9 7 4 4 9 0 8 3 3
7 7 4 2 3 8 6 7 3 1 9 5 8 7 8 5 1 0 4 4
7 7 2 6 4 1 6 7 8 1 6 9 7 4 0 8 0 0 9 0
7 4 7 9 0 1 0 7 8 9 6 7 9 0 6 3 2 5 9 9
9 6 1 4 0 6 1 2 9 3 1 8 1 8 2 4 9 5 5 6
1 8 0 3 2 8 4 3 9 1 5 2 2 1 8 6 5 9 1 9
9 4 2 6 4 9 0 3 5 1 9 3 1 1 3 0 8 3 7 9
9 4 0 8 3 2 9 1 0 0 2 8 7 4 1 9 4 2 5 6
7 5 5 3 0 3 4 4 2 4 2 5 5 4 2 9 1 9 6 4
3 3 2 9 7 6 6 4 4 7 8 5 3 5 3 0 1 0 9 8
8 5 8 9 2 9 6 9 6 6 4 0 4 9 5 3 0 1 1 3
6 2 3 0 2 7 5 1 1 2 5 0 8 5 3 3 6 9 3 7
6 6 9 6 3 0 9 3 5 3 6 2 2 2 1 1 8 9 8 2

→ ↓ ← ↑ ↘ ↗ ↖ ↙ dificultad (7)
0 1 2 3 4 5 6 7

SOPA DE NÚMERO BIOMÉDICA 81

Tiroxina: También conocida como tetrayodotironina o T4, es una de las principales hormonas tiroideas producidas y secretadas por la glándula tiroides.

Codificación: ___ ___ ___ ___ ___ ___ ___ ___

Queiloplastia: Procedimiento quirúrgico que tiene como objetivo mejorar la apariencia y la funcionalidad de los labios.

Codificación: ___ ___ ___ ___ ___ ___ ___ ___ ___ ___ ___ ___ ___

Galactosa: Monosacárido de la familia de las aldohexosas, que forma parte del disacárido lactosa. Es un esteroisómero (epímero en posición 4) de la glucosa. La alteración de su metabolismo da lugar a enfermedades conocidas como galactosemias.

Codificación: ___ ___ ___ ___ ___ ___ ___ ___ ___

Cápside: Capa protectora de naturaleza proteica, que rodea al ácido nucleico de la partícula viral, cuya simetría puede ser icosaédrica, helicoidal o compleja. En algunos tipos de virus, puede estar rodeada por una envoltura de naturaleza lipoproteica.

Codificación: ___ ___ ___ ___ ___ ___ ___

Parafimosis: Es una afección que ocurre cuando el prepucio de un varón incircunciso no se puede jalar de nuevo sobre la cabeza del pene.

Codificación: ___ ___ ___ ___ ___ ___ ___ ___ ___ ___ ___

```
5 5 8 5 0 1 8 8 4 5 6 6 1 3 9 6 8 4 0 6
8 6 7 5 3 3 9 6 3 6 6 8 0 9 4 0 6 7 8 1
6 4 4 4 4 7 9 3 5 0 7 2 2 1 6 3 4 0 7 1
1 4 6 6 3 9 3 9 4 5 0 6 0 0 0 9 4 8 8 9
6 9 5 0 7 6 0 6 6 5 9 0 4 2 2 3 0 6 1 1
0 9 5 1 9 7 8 2 3 1 3 2 3 6 9 5 3 2 8 2
4 1 9 8 9 2 5 3 7 6 2 2 8 1 7 0 2 7 5 0
9 2 2 4 8 4 4 4 8 1 8 1 4 1 8 0 5 2 0 2
0 1 4 9 2 4 4 9 3 3 8 8 3 2 3 7 8 2 5 1
5 6 2 3 6 5 7 3 8 9 2 2 9 3 4 2 3 8 8 2
0 8 6 3 7 6 9 9 1 1 9 8 3 1 7 6 4 8 2 1
5 2 6 9 7 6 5 2 9 1 8 7 3 2 2 7 5 6 0 7
8 2 0 9 0 5 6 3 7 2 9 8 6 1 0 6 2 2 6 1
8 8 1 4 1 9 5 2 6 1 9 1 9 1 2 9 6 9 5 6
8 4 1 1 1 7 7 4 8 7 5 6 8 7 2 7 3 1 6 1
6 2 9 6 3 5 3 4 1 6 0 8 0 1 6 3 0 6 6 2
8 0 0 8 4 0 2 4 7 0 3 5 5 0 4 0 1 8 2 1
4 7 1 2 4 3 5 0 2 6 5 5 2 2 3 1 6 7 3 9
0 6 7 8 9 3 7 8 1 6 7 3 7 1 1 2 4 2 8 5
6 4 4 9 3 9 3 8 8 9 5 3 5 2 6 2 8 8 1 2
6 6 3 8 3 4 1 9 5 0 6 5 2 9 4 1 9 3 9 2
7 2 7 7 1 3 9 2 9 7 6 6 9 5 4 5 2 5 3 8
8 1 1 7 1 1 9 1 6 9 1 3 1 6 2 0 9 2 0 1
9 5 5 3 6 7 2 0 8 3 6 7 2 4 8 7 0 8 2 6
```

dificultad (7)

SOPA DE NÚMERO BIOMÉDICA 82

Barbotage: Inyección de un agente anestésico en el espacio subaracnoideo y extracción de líquido cefalorraquídeo de forma repetida y alternante, volviendo a introducir el conjunto.

Codificación: ___ ___ ___ ___ ___ ___ ___ ___ ___

Funiculitis: Inflamación de las estructuras en forma de cordón, como el cordón espermático o los cordones medulares.

Codificación: ___ ___ ___ ___ ___ ___ ___ ___ ___ ___ ___

Osmómetro: Instrumento diseñado específicamente para medir la osmolalidad. Normalmente, esto se hace midiendo la depresión del punto de congelación. Se utiliza para medir los niveles de hidratación utilizando la osmolalidad del suero o la orina.

Codificación: ___ ___ ___ ___ ___ ___ ___ ___ ___

Reverberación: Reflejo de una onda de sonido que llega al oído del oyente tan rápidamente que este tiene problemas para distinguir entre la reverberación y el sonido original. También suelen producirse en grupos y, con el tiempo, la naturaleza del sonido puede cambiar a medida que la onda sonora se degrada. Uno de los mejores ejemplos se puede experimentar cantando en la ducha; después de que uno deja de cantar, el sonido todavía se puede escuchar mientras las ondas sonoras resuenan alrededor de la ducha y se absorben gradualmente.

Codificación: ___ ___ ___ ___ ___ ___ ___ ___ ___ ___ ___ ___ ___

Platibasia: Anomalía congénita de la base del cráneo que consiste en su aplanamiento, con un aumento del ángulo formado por la intersección de dos rectas: una sigue el plano de la fosa anterior y la otra está formada por el clivus.

Codificación: ___ ___ ___ ___ ___ ___ ___ ___ ___ ___

```
7 9 9 7 1 2 7 1 9 2 7 8 0 0 5 5 7 5 9 2
9 8 7 4 4 6 4 1 4 2 7 3 2 0 6 9 1 3 5 6
4 4 1 1 3 9 3 1 9 1 5 2 9 1 5 3 2 5 9 1
2 1 0 0 7 4 5 0 4 8 5 1 2 6 6 6 5 8 9 5
9 4 5 9 6 3 9 8 9 1 9 1 5 6 2 6 0 3 1 4
8 8 8 1 6 8 8 8 7 2 8 1 4 7 2 1 1 2 8 6
6 3 2 5 8 4 6 9 1 3 2 8 1 8 3 0 0 1 9 8
7 0 1 6 2 1 1 9 2 1 6 2 1 1 7 5 7 2 7 5
9 6 2 2 1 4 9 3 2 2 1 2 9 2 1 9 2 0 2 5
3 5 9 1 4 0 2 5 8 7 7 3 5 9 5 2 8 8 4 7
4 8 1 5 2 2 7 1 8 6 6 1 0 4 8 4 0 1 9 9
9 0 7 2 9 9 1 9 0 2 1 2 9 1 2 1 2 1 7 1
0 4 1 2 4 9 9 7 9 1 0 2 9 5 3 1 3 0 0 9
7 7 4 4 3 0 6 0 5 2 0 0 9 3 5 9 2 9 7 1
2 3 9 4 6 7 4 2 8 4 9 9 6 5 5 2 6 4 1 5
4 7 7 2 6 5 1 4 5 4 7 0 5 1 3 4 5 6 7 1
0 5 8 3 5 4 0 9 5 4 5 7 7 2 4 6 7 9 1 8
4 7 8 5 9 6 7 3 5 0 4 0 4 2 6 5 3 6 2 4
1 4 4 6 8 6 7 6 4 2 3 8 8 1 4 8 8 7 2 8
5 5 6 4 1 5 0 6 0 5 6 3 4 3 4 8 1 3 7 6
6 2 3 8 7 9 2 3 3 4 7 5 3 7 0 7 5 1 6 3
6 1 9 7 7 4 8 7 9 1 4 4 6 1 5 0 2 1 0 6
9 2 0 6 1 9 1 1 2 5 3 1 1 3 3 1 0 2 6 1
4 0 1 3 8 9 0 6 0 2 6 2 7 7 4 7 0 8 0 3
```

dificultad (7)
0 1 2 3 4 5 6 7

SOPA DE NÚMERO BIOMÉDICA 83

Bacteriocina: Proteína o toxina peptídica sintetizada por bacterias que inhiben el crecimiento de bacterias similares o de cepas cercanas a las que las producen.

Codificación: ___ ___ ___ ___ ___ ___ ___ ___ ___ ___ ___ ___

Erotomanía: Enajenación mental causada por el amor y caracterizada por un delirio erótico.

Codificación: ___ ___ ___ ___ ___ ___ ___ ___ ___ ___

Nosografía: Parte de la nosología que trata de la clasificación y descripción de las enfermedades.

Codificación: ___ ___ ___ ___ ___ ___ ___ ___ ___ ___

Frotamiento: Acción de frotar un objeto contra otro. Tipo de masaje en el que los tejidos más profundos se frotan mediante movimientos circulares intensos de la mano.

Codificación: ___ ___ ___ ___ ___ ___ ___ ___ ___ ___ ___

Linfocina: Sustancia polipeptídica sintetizada por linfocitos que afecta a la función de otros tipos celulares mediante acción paracrina o autocrina. Su función es muy variada, pudiendo estimular o inhibir diferentes aspectos de la respuesta inmunitaria.

Codificación: ___ ___ ___ ___ ___ ___ ___ ___ ___

```
9 8 8 6 1 4 1 9 3 6 1 6 4 1 9 2 1 5 5 5
8 6 3 2 4 8 2 0 0 9 2 2 4 6 0 0 1 6 1 1
4 1 5 2 2 7 5 1 2 5 3 6 7 6 4 7 4 1 7 9
1 6 1 4 1 6 2 0 1 6 7 1 9 1 6 3 0 1 6 1
1 3 6 2 6 1 3 2 0 5 7 1 7 6 2 9 4 2 2 6
9 8 3 8 3 4 1 2 6 9 7 9 9 0 6 8 2 4 3 2
7 0 8 6 7 1 5 2 8 2 5 7 3 3 5 0 0 1 0 1
7 9 2 8 1 9 5 4 6 6 5 4 1 5 4 2 1 5 4 1
0 6 0 3 4 3 7 6 4 4 6 4 0 7 7 4 3 9 0 6
4 6 6 9 4 6 8 1 1 6 5 6 2 4 5 6 6 3 8 1
2 1 9 3 4 1 9 0 8 2 2 9 2 7 8 6 3 1 0 3
1 9 9 8 5 9 4 9 4 2 8 0 2 7 9 4 8 1 9 1
2 6 2 0 7 9 5 0 0 2 2 1 5 8 1 4 2 1 0 1
4 6 8 2 2 1 0 5 8 3 5 2 2 7 5 8 0 2 3 4
7 3 6 3 6 5 8 2 6 7 4 2 0 8 5 5 5 6 1 3
4 2 5 5 8 1 3 0 3 5 9 6 2 1 8 4 0 1 1 0
2 6 8 9 8 2 0 4 0 1 9 1 9 1 5 2 4 9 1 1
8 5 7 0 3 3 5 4 4 2 2 3 6 1 3 5 7 1 8 9
1 5 3 9 6 1 9 8 9 4 9 9 2 7 8 8 8 6 8 2
7 6 7 3 4 2 2 9 8 4 5 0 3 0 5 0 1 6 6 3
1 6 9 2 7 8 4 8 2 3 6 0 6 3 9 5 9 9 9 7
5 4 2 0 6 5 1 6 3 7 7 5 2 1 0 6 9 5 9 7
2 8 4 2 5 4 5 8 8 6 4 5 2 7 8 5 9 4 1 9
1 6 2 4 7 8 5 1 1 9 4 2 5 9 7 6 8 7 3 2
```

→ ↓ ← ↑ ↘ ↙ ↗ ↖ dificultad (7)
0 1 2 3 4 5 6 7

SOPA DE NÚMERO BIOMÉDICA 84

Hostilidad: Es una forma de negación o de rechazo social colérico interno. Ha sido definida por George Kelly como la negativa categórica a aceptar una evidencia. Más que reconsiderar la propia opinión, un individuo hostil se empeña en convencer y en forzar al mundo para ajustarlo a su manera de pensar, sin importar el coste o el esfuerzo.

Codificación: ___ ___ ___ ___ ___ ___ ___ ___ ___ ___

Reflujo: El término médico para esta afección es enfermedad de reflujo gastroesofágico (ERGE). A veces, se denomina reflujo ácido o ardor de estómago. El reflujo se produce cuando el ácido de la comida y el líquido en su estómago regresan a su garganta.

Codificación: ___ ___ ___ ___ ___ ___ ___

Astasia: Imposibilidad de mantener la estación vertical.

Codificación: ___ ___ ___ ___ ___ ___ ___

Muscarina: Alcaloide muy tóxico que se obtiene del hongo *Amanita muscaria*. Activa solo a uno de los dos receptores acetilcolinérgicos (receptores muscarínicos).

Codificación: ___ ___ ___ ___ ___ ___ ___ ___ ___

Bioensayo: Determinación de la acción o de la concentración de una sustancia por medio de la respuesta biológica observada en las células, los tejidos o los animales.

Codificación: ___ ___ ___ ___ ___ ___ ___ ___ ___

```
8 4 0 6 8 1 6 2 0 2 1 9 1 2 9 4 1 4 2 2
8 6 6 0 2 7 9 4 3 3 2 3 5 4 5 6 0 1 2 4
6 3 2 6 3 8 1 5 8 1 0 0 4 3 6 3 9 0 5 6
8 9 0 5 2 2 2 1 0 9 1 9 6 8 3 3 4 2 6 2
9 5 7 3 1 0 3 2 4 2 6 3 4 1 1 5 6 7 8 3
6 4 0 8 2 4 1 6 7 4 4 2 5 7 1 9 8 6 5 6
0 6 6 3 5 5 3 1 9 4 1 0 1 1 1 0 6 3 6 6
7 4 0 1 3 5 7 7 5 4 7 7 9 2 8 2 0 6 8 6
5 6 2 8 0 1 6 3 6 9 7 0 3 5 3 6 5 7 6 0
6 9 8 5 8 1 8 8 5 4 2 3 8 3 7 2 7 2 7 1
6 3 9 0 4 8 2 3 0 1 5 6 2 6 5 0 4 4 1 2
0 7 5 6 5 9 8 2 1 0 9 1 5 1 4 3 5 3 0 6
8 2 6 1 7 7 8 2 2 2 1 4 0 5 6 0 0 6 6 9
8 6 3 6 5 9 0 5 3 1 1 5 8 3 2 9 0 8 9 6
3 8 6 2 2 2 5 5 2 9 6 3 0 2 7 2 2 6 7 1
8 8 0 4 1 2 6 1 1 3 7 5 0 4 8 3 7 9 2 1
5 2 9 2 2 4 5 3 7 0 0 0 9 7 4 7 0 6 6 0
9 3 6 5 7 6 9 7 4 4 7 3 5 1 0 5 8 7 8 3
3 7 2 7 5 2 5 2 1 7 6 0 5 7 4 2 3 0 2 6
7 8 9 0 1 5 1 2 6 6 2 2 3 5 3 6 5 5 8 2
1 4 0 6 6 8 2 5 2 6 5 4 5 0 9 5 0 0 9 3
6 7 9 1 3 2 2 2 0 3 1 1 9 9 1 4 1 0 1 0
2 9 1 6 5 1 4 2 0 1 2 6 1 6 4 0 1 9 2 9
5 7 9 7 8 4 7 0 4 0 9 5 0 3 7 5 7 3 2 1
```

dificultad (7)

0 1 2 3 4 5 6 7

SOPA DE NÚMERO BIOMÉDICA 85

Catafasia: Trastorno del lenguaje en que el paciente repite muchas veces la misma palabra o frase.

Codificación: ___ ___ ___ ___ ___ ___ ___ ___ ___

Mitofobia: Miedo irracional y persistente a la muerte o a la idea de morir.

Codificación: ___ ___ ___ ___ ___ ___ ___ ___ ___

Salmonelosis: Padecimiento originado por una bacteria que afecta el aparato intestinal. Generalmente, esta bacteria vive en los intestinos de animales y humanos y se transmite a partir de las heces. Las personas son capaces de infectarse con la ingesta de agua o alimentos contaminados.

Codificación: ___ ___ ___ ___ ___ ___ ___ ___ ___ ___ ___ ___

Alopurinol: Fármaco que inhibe la enzima xantina oxidasa, la cual es fundamental para la producción de ácido úrico. Por ello, este fármaco es útil para reducir la concentración de ácido úrico en sangre o en orina cuando el paciente cursa con síntomas como dolor en las articulaciones.

Codificación: ___ ___ ___ ___ ___ ___ ___ ___ ___ ___

Termogénesis: Proceso de producción de calor en los organismos y ocurre en todos los animales de sangre caliente, debido a las reacciones metabólicas.

Codificación: ___ ___ ___ ___ ___ ___ ___ ___ ___ ___ ___ ___

```
2 5 6 4 0 4 5 7 4 3 2 9 6 8 0 3 1 6 6 2
9 7 2 9 3 6 4 0 3 2 0 0 8 6 6 4 0 1 3 5
9 5 1 9 1 6 2 9 1 6 8 2 9 9 5 9 2 6 6 2
9 7 6 7 7 4 1 4 2 2 1 9 4 7 2 0 5 8 8 0
5 9 1 7 3 9 0 2 9 0 7 0 5 7 0 2 8 5 8 4
3 2 4 0 5 6 0 4 0 1 2 2 1 2 1 9 1 2 6 2
4 9 1 6 8 4 6 2 3 0 0 5 7 6 7 0 6 9 2 0
7 7 9 7 8 6 8 9 8 2 5 4 6 2 6 2 9 8 2 4
2 8 9 6 4 9 7 3 7 5 6 1 8 7 1 6 1 6 2 5
7 3 1 5 9 9 3 2 1 1 1 9 1 7 8 1 7 1 1 6
4 2 2 3 8 2 9 1 1 5 1 2 8 3 9 2 8 6 7 8
7 8 2 2 6 2 7 0 9 3 3 7 9 5 3 1 3 0 4 6
5 7 7 2 9 2 4 6 2 9 0 6 7 4 9 5 2 6 6 9
8 4 1 5 2 1 0 8 6 0 5 1 3 0 5 4 6 0 3 8
5 3 6 0 0 5 5 5 1 6 8 3 2 3 3 1 2 0 8 5
9 1 1 6 3 6 8 6 6 7 1 1 1 4 0 6 2 6 0 5
8 6 2 9 3 3 2 8 6 1 6 9 7 7 1 1 0 5 0 1
8 5 1 0 0 1 5 6 1 1 0 1 4 3 2 3 2 7 8 9
9 9 1 9 2 6 0 8 1 4 3 5 0 3 3 1 6 5 8 9
7 7 3 5 6 4 5 2 2 4 4 1 7 2 4 2 1 9 1 1
5 9 8 6 6 1 1 1 9 0 7 2 6 0 6 1 0 4 6 8
8 3 6 5 9 3 5 2 3 0 4 3 8 7 5 1 2 1 7 1
8 7 2 8 7 8 2 4 1 5 7 5 5 6 3 0 3 8 1 6
9 4 4 3 3 0 2 3 1 2 7 9 5 5 8 2 7 4 3 3
```

dificultad (7)
0 1 2 3 4 5 6 7

SOPA DE NÚMERO BIOMÉDICA 86

Exoplasma: Porción periférica externa del citoplasma que se diferencia del endoplasma por su densidad o apariencia tintórea. Suele contener vesículas formadas por pinocitosis y filamentos que intervienen en la endo y exocitosis.

Codificación: ___ ___ ___ ___ ___ ___ ___ ___ ___

Oxicodona: Fármaco de la familia de los opioides, es un derivado de la adormidera (amapola), se utiliza para el tratamiento del dolor moderado a intenso. Es altamente adictivo y una droga de abuso común.

Codificación: ___ ___ ___ ___ ___ ___ ___ ___ ___

Inasimilable: Sustancia que no se puede incorporar a las células, metabolizar o utilizar como alimento.

Codificación: ___ ___ ___ ___ ___ ___ ___ ___ ___ ___ ___ ___

Uricasa: Cataliza la oxidación del ácido úrico a alantoína, un compuesto más soluble y fácil de eliminar por los riñones.

Codificación: ___ ___ ___ ___ ___ ___ ___

Nifedipina: Bloqueador de canales de calcio del tipo dihidropiridina, usado en medicina para el alivio de la angina de pecho, en especial la angina de Prinzmetal, así como para la hipertensión arterial.

Codificación: ___ ___ ___ ___ ___ ___ ___ ___ ___ ___

```
8 7 8 1 3 8 1 5 5 9 3 1 9 1 2 3 1 7 9 1
2 4 7 9 4 6 2 2 2 4 5 3 0 7 4 3 1 5 2 2
5 7 1 5 2 5 3 8 3 0 7 3 0 8 4 6 6 1 5 2
0 8 1 5 7 3 4 1 2 9 3 3 1 0 8 1 3 6 9 1
4 6 4 3 1 5 5 8 0 1 1 2 2 5 8 9 5 9 9 9
3 7 0 3 1 6 3 4 8 2 5 8 4 1 1 0 0 1 9 2
8 3 1 1 1 0 2 3 5 2 2 4 5 1 7 8 6 3 1 7
6 0 6 7 8 6 2 5 5 5 1 9 1 8 0 3 0 0 4 0
8 0 6 4 4 1 2 1 9 4 5 9 3 8 7 7 3 4 1 8
1 8 8 2 9 3 4 2 2 3 6 3 7 2 8 2 2 7 2 7
4 8 0 2 9 5 6 0 3 1 1 4 1 4 6 6 6 6 0 4
7 5 0 1 1 2 3 8 6 5 7 6 0 3 4 6 9 3 9 8
4 1 4 9 6 5 4 9 1 7 9 1 4 1 0 7 2 4 1 6
5 3 0 4 3 9 2 9 5 2 7 9 6 1 8 4 4 0 3 7
9 5 3 6 2 9 3 3 5 1 2 8 7 1 6 6 8 7 9 7
0 2 5 3 1 9 4 4 7 7 8 1 5 7 5 1 4 0 1 4
3 2 3 7 2 3 7 4 6 5 2 8 9 3 0 2 4 3 2 3
4 0 9 0 3 6 2 9 3 3 5 8 2 9 7 3 3 1 1 8
1 8 6 1 6 2 8 8 2 8 1 1 5 4 3 0 1 4 2 8
3 0 1 9 5 7 5 9 8 8 8 6 4 1 6 1 4 0 1 8
5 6 5 8 6 3 4 9 5 1 6 1 8 9 0 9 2 5 2 1
3 2 3 3 8 0 4 1 6 5 5 4 8 2 7 3 8 0 5 8
0 1 7 0 5 8 9 7 1 8 1 0 1 3 5 7 3 1 1 3
4 5 9 3 2 8 2 7 3 8 7 6 9 9 6 0 3 4 1 9
```

dificultad (7)

SOPA DE NÚMERO BIOMÉDICA 87

Acarbia: Descenso de los niveles de bicarbonato en la sangre.

Codificación: ___ ___ ___ ___ ___ ___ ___

Desasosiego: Sensación de inquietud, intranquilidad y malestar emocional. Se caracteriza por una sensación persistente de agitación interna, ansiedad o preocupación que puede ser difícil de calmar.

Codificación: ___ ___ ___ ___ ___ ___ ___ ___ ___ ___ ___

Quelación: Reacción química que da como resultado un quelato y que, en medicina, se emplea especialmente para eliminar del organismo los metales pesados.

Codificación: ___ ___ ___ ___ ___ ___ ___ ___ ___

Prednisolona: Fármaco corticosteroide sintético que se toma usualmente en forma oral, pero puede ser administrado por vía intramuscular y es usado para un gran número de afecciones. Tiene principalmente un efecto glucocorticoide.

Codificación: ___ ___ ___ ___ ___ ___ ___ ___ ___ ___ ___ ___

Bioanálisis: Especialidad de las ciencias de la salud que posibilita el desarrollo de pruebas y estudios de laboratorio para la medición de las sustancias que se encuentran en el organismo.

Codificación: ___ ___ ___ ___ ___ ___ ___ ___ ___ ___ ___

```
1 8 1 5 5 7 6 3 7 0 3 9 7 7 1 8 8 7 9 9
9 7 6 3 7 3 9 1 4 2 4 1 4 6 8 1 1 2 5 7
4 3 1 0 0 2 4 5 4 5 7 6 9 7 5 2 3 8 2 4
2 4 3 9 8 9 0 7 7 7 5 2 4 9 1 2 5 1 1 2
2 7 1 6 5 8 7 3 4 8 4 4 5 0 7 5 8 8 5 0
2 0 0 5 1 4 8 2 1 4 7 1 2 3 3 6 9 4 4 1
9 1 0 2 6 5 1 9 3 3 8 1 5 1 0 0 0 0 3 2
6 4 3 2 9 3 0 4 1 9 3 1 3 8 5 0 0 3 3 0
7 2 1 2 3 0 4 2 9 0 6 7 7 7 9 1 6 6 7 3
9 3 3 1 2 7 2 8 9 2 4 5 7 8 3 3 7 5 0 4
6 4 3 7 6 7 3 9 3 0 0 7 6 4 6 1 1 4 0 0
8 4 3 0 1 2 1 2 2 3 2 1 3 4 6 1 1 4 1 2
8 6 0 3 8 7 9 5 3 1 4 6 6 7 3 9 9 3 7 1
0 4 1 6 9 1 5 8 0 0 8 6 1 1 3 2 6 7 7 1
1 9 5 8 7 8 4 0 0 1 6 2 3 3 2 9 6 1 0 2
0 6 8 5 5 0 3 9 1 5 0 3 4 4 1 1 1 5 9 3
9 0 2 1 0 6 0 1 3 5 5 9 6 1 4 5 6 3 2 9
1 8 5 7 5 3 2 3 9 4 3 7 3 5 1 6 2 1 7 6
2 4 6 0 2 6 1 4 4 7 7 8 5 3 7 6 2 2 4 6
0 0 2 1 1 2 8 3 7 1 6 4 1 0 5 1 1 4 8 1
8 2 2 1 2 4 8 9 4 7 4 0 8 5 8 8 5 9 4 1
9 8 7 6 3 8 3 0 2 1 0 3 1 0 0 5 3 8 2 7
3 7 0 4 5 8 2 8 8 8 3 1 8 2 2 8 7 7 4 3
1 8 2 4 5 2 0 1 2 0 1 6 2 0 9 5 7 1 6 4
```

dificultad (7)

0 1 2 3 4 5 6 7

SOPA DE NÚMERO BIOMÉDICA 88

Lipemanía: Melancolía, monomanía caracterizada por la tristeza.

Codificación: ___ ___ ___ ___ ___ ___ ___ ___ ___

Flebograma: Imagen que se obtiene en una flebografía (procedimiento en el que se toma una radiografía de las venas, después de inyectar un colorante especial en la médula ósea o las venas).

Codificación: ___ ___ ___ ___ ___ ___ ___ ___ ___ ___

Reductasa: Es una clase de enzimas cuya función biológica primordial es catalizar procesos de reducción en diversas reacciones bioquímicas dentro del organismo.

Codificación: ___ ___ ___ ___ ___ ___ ___ ___ ___

Caquectina: También conocido como el factor de necrosis tumoral (TNF), es una proteína producida naturalmente en las células fagocíticas o macrófagos del cuerpo humano y de otros animales mamíferos.

Codificación: ___ ___ ___ ___ ___ ___ ___ ___ ___ ___

Troponina: Conjunto de proteínas ubicadas en el tejido muscular que juegan un papel clave en la regulación de la contracción muscular.

Codificación: ___ ___ ___ ___ ___ ___ ___ ___ ___

```
6 5 7 4 5 8 4 2 5 1 4 4 3 3 7 4 7 5 1 1
4 0 1 8 1 1 2 9 1 7 5 1 3 1 1 4 3 0 1 3
3 8 1 9 5 6 1 5 8 9 3 0 8 0 7 4 8 4 3 9
0 1 8 7 1 9 2 4 2 3 9 6 6 8 5 1 2 7 2 0
3 2 7 7 6 5 9 5 2 0 3 9 5 0 5 6 3 8 6 6
3 8 8 6 1 2 9 9 0 0 1 3 4 5 9 6 8 7 7 1
0 1 3 9 6 0 3 0 3 7 2 8 5 7 6 4 5 2 9 9
0 4 8 5 2 9 2 1 2 3 9 8 9 7 6 8 7 1 4 8
7 7 1 1 0 5 8 1 9 1 4 8 5 9 8 8 8 5 7 7
2 2 2 2 8 7 9 9 1 3 0 0 5 1 6 5 2 4 9 8
0 4 6 6 5 4 2 4 0 2 6 5 0 4 1 5 7 1 2 1
6 6 8 1 7 5 5 8 5 4 3 2 1 3 4 7 6 6 5 4
5 2 3 4 4 2 2 0 0 7 9 2 6 1 2 6 3 5 5 6
7 4 9 1 6 7 3 3 7 2 8 1 2 8 8 5 7 5 2 7
5 8 9 9 4 2 3 0 7 6 7 1 4 4 9 0 6 6 5 9
4 7 9 6 3 6 9 2 0 7 9 6 0 8 5 6 5 3 6 8
3 7 5 6 5 1 2 7 4 3 4 0 2 0 1 9 9 6 5 4
1 4 3 3 7 9 9 5 1 5 2 3 1 2 7 0 1 9 1 3
8 0 7 2 1 8 6 9 5 1 9 9 9 4 9 5 9 8 5 9
1 2 9 9 9 8 2 3 1 1 8 7 5 2 2 3 0 5 1 1
4 1 0 1 4 1 9 4 1 6 1 7 1 6 1 9 1 1 2 4
3 9 0 6 7 1 2 5 2 5 0 8 1 5 1 2 7 9 5 4
0 1 6 6 1 2 5 2 1 6 7 1 9 1 1 3 1 0 9 9
1 6 0 1 4 1 9 1 2 3 5 2 2 8 1 1 3 8 9 5
```

dificultad (7)
0 1 2 3 4 5 6 7

SOPA DE NÚMERO BIOMÉDICA 89

Homeotermo: Se dice del animal de sangre caliente, que por tanto mantiene bastante constante su temperatura, a pesar de los cambios externos.

Codificación: ___ ___ ___ ___ ___ ___ ___ ___ ___ ___

Balanopostitis: Inflamación del glande y de la piel del prepucio, habitualmente de carácter micótico y como consecuencia de una mala higiene, con frecuencia por existir dificultad para retraer la piel del prepucio.

Codificación: ___ ___ ___ ___ ___ ___ ___ ___ ___ ___ ___ ___ ___
___

Neurociencia: Conjunto de disciplinas que estudian el sistema nervioso desde diferentes puntos de vista: neuroanatomía, neurofisiología, neuroquímica, neurofarmacología y neurología.

Codificación: ___ ___ ___ ___ ___ ___ ___ ___ ___ ___ ___ ___

Incoercible: Referido a algo o alguien que no se puede reprimir o refrenar.

Codificación: ___ ___ ___ ___ ___ ___ ___ ___ ___ ___ ___

Meconismo: Es la tendencia a utilizar el opio en varios tratamientos. Por extensión adicción, intoxicación o envenenamiento con opio o sus derivados. Uso desmedido del opio.

Codificación: ___ ___ ___ ___ ___ ___ ___ ___ ___

```
0 3 8 7 2 8 0 7 3 3 4 1 7 5 6 5 8 0 9 3
2 6 1 4 1 2 2 3 2 6 3 7 5 2 9 1 1 3 6 5
7 4 9 2 1 0 9 4 6 6 7 4 3 2 8 0 0 2 4 7
5 6 3 6 2 1 0 9 7 4 5 0 3 9 0 6 3 3 1 3
8 9 4 5 1 9 3 8 5 9 9 1 4 1 4 7 2 6 5 6
5 8 1 1 1 0 9 9 5 3 3 4 6 0 5 3 3 8 6 3
3 5 5 6 4 3 6 3 3 9 2 3 1 3 9 5 7 1 9 1
7 0 9 0 1 7 5 6 9 2 1 5 0 1 4 2 0 6 6 7
1 8 3 1 6 1 9 3 4 0 9 3 2 2 7 1 2 1 0 9
1 1 6 6 1 2 5 1 1 8 3 9 8 4 0 2 9 3 7 9
7 0 1 2 7 5 6 3 2 6 5 6 8 5 9 9 3 5 8 3
7 8 9 3 1 2 9 3 1 8 1 6 5 3 0 3 9 1 9 3
8 3 1 5 6 5 3 9 3 9 5 4 4 1 2 9 2 6 6 3
9 2 2 9 2 9 7 0 1 4 7 0 9 7 3 1 0 2 0 1
4 4 2 6 0 0 8 5 9 9 8 2 1 2 1 5 1 1 3 4
3 0 5 7 2 7 5 1 6 9 3 8 0 2 0 6 8 5 2 6
0 4 4 5 1 9 9 8 7 3 4 6 0 0 9 1 7 1 9 1
8 9 1 4 9 6 9 0 0 3 3 8 7 1 4 3 3 9 1 5
9 3 6 1 2 8 5 9 4 2 0 5 8 6 9 4 9 1 7 9
9 0 5 3 1 6 6 0 1 2 2 8 5 0 8 1 9 3 6 5
9 8 5 7 9 7 7 3 5 0 2 3 0 7 3 9 1 1 0 3
0 8 4 8 2 4 9 5 9 2 8 4 8 8 1 3 7 6 2 1
8 3 0 9 0 7 4 8 9 5 4 1 4 6 5 0 5 7 9 4
5 8 5 2 5 5 9 8 0 9 7 3 3 9 6 8 1 1 2 6
```

dificultad (7)

0 1 2 3 4 5 6 7

SOPA DE NÚMERO BIOMÉDICA 90

Raquítomo: Instrumento para abrir el conducto vertebral sin interesar la médula.

Codificación: ___ ___ ___ ___ ___ ___ ___ ___ ___

Fasciculación: Contracción parcelar de un músculo, arrítmica y visible a través de la piel. Representa la descarga espontánea del conjunto de fibras musculares inervadas por una fibra nerviosa o motoneurona espinal. Es característica de las lesiones del asta anterior, aunque se puede observar en un alto porcentaje de la población sana.

Codificación: ___ ___ ___ ___ ___ ___ ___ ___ ___ ___ ___ ___ ___

Neuroastenia: Trastorno neurótico que se caracteriza por la presencia de quejas continuas, de un molesto cansancio tras el esfuerzo mental o de debilidad física ante esfuerzos mínimos. Se acompaña con frecuencia de dolores musculares, mareos, cefaleas de tensión, trastornos del sueño, incapacidad para relajarse, irritabilidad y dispepsia.

Codificación: ___ ___ ___ ___ ___ ___ ___ ___ ___ ___ ___

Abasia: Incapacidad para la marcha por falta de coordinación motora, sin experimentar alteración de la fuerza ni de la sensibilidad.

Codificación: ___ ___ ___ ___ ___ ___

Discalculia: Trastorno caracterizado por dificultades en la correcta adquisición de las habilidades en matemáticas, que afectan de una manera significativa al rendimiento académico o en las actividades de la vida cotidiana que requieren capacidad para el cálculo.

Codificación: ___ ___ ___ ___ ___ ___ ___ ___ ___ ___

```
8 0 3 8 9 3 9 8 1 2 5 5 0 0 9 4 2 0 1 9
7 6 3 1 1 7 1 7 7 6 0 7 8 1 3 1 6 9 6 5
8 4 9 2 4 1 5 0 9 4 2 5 0 1 8 7 0 3 7 4
1 4 4 5 3 7 1 3 4 2 3 2 0 0 6 0 4 6 1 6
2 9 3 9 4 1 5 0 4 3 1 7 8 3 5 0 8 1 0 9
1 5 1 4 2 9 8 7 4 4 9 0 8 7 7 0 7 2 0 6
1 6 0 1 6 0 8 5 8 0 0 0 1 9 6 8 5 0 3 0
6 0 6 1 8 4 3 5 3 9 9 4 8 7 8 4 7 3 1 6
5 6 6 7 5 2 7 1 3 2 8 9 6 7 5 9 4 9 2 5
1 1 9 4 3 2 2 8 1 4 6 7 0 7 1 0 8 3 3 4
1 6 8 1 2 5 9 3 1 2 5 8 1 9 5 1 0 2 7 3
0 5 4 4 8 0 6 9 0 2 3 3 8 9 2 4 2 2 3 2
9 6 9 0 6 4 2 9 1 2 8 2 7 6 1 2 3 1 0 3
8 3 6 3 0 2 1 1 4 2 1 3 2 8 4 5 9 2 8 7
8 1 6 3 1 4 8 4 9 7 3 1 0 1 0 9 0 1 6 4
3 4 1 5 2 3 6 1 2 2 0 9 6 6 2 9 5 3 2 1
2 7 9 8 1 1 2 2 0 0 2 7 4 1 8 9 2 9 8 8
2 8 9 7 2 1 2 7 2 4 5 3 6 7 3 3 1 3 7 6
7 1 8 7 0 0 6 9 7 4 9 0 2 9 3 1 2 1 0 5
7 2 5 6 9 5 5 8 2 6 1 2 3 8 5 4 6 1 5 8
7 6 2 6 1 4 0 6 3 5 8 8 2 5 1 2 5 4 1 9
6 9 1 9 4 1 5 1 2 0 2 1 9 1 2 2 5 4 1 3
5 1 3 4 6 0 3 0 6 3 0 5 5 5 5 6 0 4 6 7
5 4 8 7 3 7 9 5 1 1 8 5 0 5 1 8 9 0 0 7
```

dificultad (7)

SOPA DE NÚMERO BIOMÉDICA 91

Nosofilia: Trastorno psíquico que consiste en el deseo patológico a contraer una enfermedad.

Codificación: ___ ___ ___ ___ ___ ___ ___ ___ ___

Intravenosa: Se dice de la vía de administración de fármacos por la cual estos son introducidos en el interior de una vena.

Codificación: ___ ___ ___ ___ ___ ___ ___ ___ ___ ___ ___

Carnitina: Amina cuaternaria sintetizada en el hígado, los riñones y el cerebro a partir de dos aminoácidos esenciales, la lisina y la metionina. Es responsable del transporte de ácidos grasos al interior de las mitocondrias, orgánulos celulares encargados de la producción de energía.

Codificación: ___ ___ ___ ___ ___ ___ ___ ___ ___

Mortuorio: Que corresponde a un muerto o se hace en honor suyo (corona mortuoria, caja mortuoria).

Codificación: ___ ___ ___ ___ ___ ___ ___ ___ ___

Liofilizar: Proceso industrial implementado en el sector agroalimentario para la conservación de los alimentos. También se usa en la industria farmacéutica para eliminar el agua contenida en productos sensibles (biológicos o no) de alto valor añadido, como vacunas u otros principios activos.

Codificación: ___ ___ ___ ___ ___ ___ ___ ___ ___ ___

```
5 1 0 2 6 1 4 1 5 3 2 1 9 1 1 2 4 1 9 6
8 5 9 5 5 2 7 6 3 1 9 6 1 8 6 4 1 4 6 0
6 1 4 4 6 7 6 9 0 2 3 6 3 7 2 0 8 7 9 4
2 4 7 9 0 3 7 3 3 4 5 1 1 2 2 5 4 0 1 1
8 8 9 8 2 6 6 3 2 4 8 8 6 8 9 5 6 5 1 4
1 8 7 1 2 1 6 3 3 8 7 1 1 1 6 4 5 1 7 1
4 0 3 9 7 0 5 4 9 1 4 5 9 6 8 3 0 4 2 8
0 9 5 0 0 5 5 6 4 4 7 2 2 8 0 0 7 1 9 2
6 0 6 8 2 9 9 3 3 1 8 8 1 0 1 8 0 6 2 9
8 4 6 2 4 9 4 9 4 9 6 8 2 9 0 2 6 2 1 7
6 7 6 6 7 1 7 9 6 1 7 4 2 1 4 7 6 0 9 3
2 7 8 2 4 4 2 8 0 2 9 0 1 3 3 8 9 1 6 3
2 9 6 9 1 8 5 6 6 9 8 0 6 0 4 8 3 6 6 8
7 2 2 6 0 7 8 8 1 4 2 1 1 8 0 9 2 6 1 3
7 4 0 0 8 3 2 4 5 1 2 3 9 1 6 2 2 9 9 2
8 9 3 4 7 9 6 2 5 9 3 2 9 9 5 4 1 1 2 3
6 4 1 1 2 1 7 7 4 1 7 0 1 3 3 1 0 2 1 8
6 4 5 9 2 1 5 5 7 1 1 6 6 1 5 8 1 9 4 9
9 3 3 2 1 0 3 4 9 3 9 6 5 9 7 5 3 1 0 0
2 5 5 8 8 0 7 6 0 8 4 2 1 5 6 9 6 0 0 8
3 0 9 7 0 0 1 2 4 5 6 3 3 8 6 6 4 5 2 4
8 8 8 8 2 1 6 5 1 9 9 3 4 8 5 3 2 5 4 5
0 8 9 9 1 7 0 2 2 1 2 5 8 9 8 8 0 2 9 4
6 7 9 3 5 1 2 5 0 2 6 6 3 6 1 2 3 1 4 8
```

dificultad (7)

SOPA DE NÚMERO BIOMÉDICA 92

Gubia: Cincel con el corte en forma de mediacaña y terminado en bisel, que se utiliza sobre todo en cirugía ósea y del que hay diferentes tamaños y modelos.

Codificación: ___ ___ ___ ___ ___

Anhedonia: Incapacidad para experimentar placer en la realización de actividades que habitualmente generan sensaciones placenteras.

Codificación: ___ ___ ___ ___ ___ ___ ___ ___ ___

Portaobjetos: Componente de un microscopio. Así se denomina a la pieza sobre la cual se coloca aquello que se pretende observar, se trata de una lámina o placa adicional al dispositivo en sí mismo.

Codificación: ___ ___ ___ ___ ___ ___ ___ ___ ___ ___ ___

Emoliente: Que relaja o ablanda las partes inflamadas. Medicamento que tiene esta propiedad.

Codificación: ___ ___ ___ ___ ___ ___ ___ ___ ___

Seroterapia: Estrategia terapéutica en Medicina que implica el uso de suero sanguíneo o derivados del suero que contienen anticuerpos específicos para tratar o prevenir enfermedades. Esta técnica aprovecha el poder del sistema inmunológico para combatir infecciones y otras enfermedades, al proporcionar anticuerpos que pueden reconocer y neutralizar patógenos o toxinas específicas.

Codificación: ___ ___ ___ ___ ___ ___ ___ ___ ___ ___ ___

```
4 1 2 4 3 5 8 1 7 3 7 8 5 9 3 0 3 7 3 2
6 7 7 1 3 9 4 8 3 9 5 6 3 9 8 1 8 6 5 0
3 1 8 3 7 7 5 1 9 8 0 5 1 7 5 9 4 9 5 6
3 6 3 5 8 8 2 7 1 2 9 5 5 2 4 8 4 1 7 3
6 1 7 9 7 3 8 9 3 1 5 7 9 0 2 6 2 9 9 2
8 9 4 7 1 8 3 1 8 8 0 3 1 3 8 3 7 7 7 2
9 2 1 0 4 6 3 9 9 4 6 9 5 2 5 0 2 1 2 5
1 1 2 5 1 2 4 1 5 9 2 1 6 1 3 1 5 1 5 7
0 1 2 5 5 3 4 3 1 6 3 2 2 6 3 4 2 9 2 2
5 1 9 4 0 8 9 1 1 7 7 5 8 5 9 4 2 1 7 6
3 6 1 6 0 0 3 4 9 1 2 2 5 7 3 6 8 5 3 2
3 2 7 7 3 3 5 4 3 9 0 2 9 7 7 2 0 1 5 0
3 1 9 5 3 0 1 0 3 6 3 3 4 0 5 7 3 2 6 1
8 0 7 2 8 7 8 0 4 2 1 7 0 5 3 1 4 6 2 5
5 5 0 1 1 7 2 2 2 9 1 1 4 5 9 7 2 1 1 3
2 2 5 8 5 4 1 4 4 1 3 8 5 6 7 7 9 9 6 2
1 1 0 2 9 1 5 5 6 2 8 8 7 2 5 7 7 1 9 7
3 1 2 7 0 1 9 4 1 6 1 4 5 8 4 1 1 5 2 6
6 6 4 8 1 0 4 6 4 6 1 6 5 7 2 8 9 0 9 5
6 2 0 6 7 5 4 2 1 4 7 6 8 6 8 8 1 2 2 6
9 0 8 3 4 7 7 2 5 1 2 7 0 2 9 4 2 4 1 6
7 8 7 4 4 4 3 2 6 1 1 7 7 2 4 7 8 3 3 5
6 7 5 2 0 1 7 9 3 0 8 7 1 3 7 8 7 4 3 2
3 2 0 1 0 7 3 9 0 2 3 0 3 2 2 8 2 8 0 3
```

dificultad (7)
0 1 2 3 4 5 6 7

SOPA DE NÚMERO BIOMÉDICA 93

Antidrómico: Que se mueve o se conduce en el sentido contrario al fisiológico.

Codificación: ___ ___ ___ ___ ___ ___ ___ ___ ___ ___ ___

Lusitropismo: Alteración de la relajación muscular del corazón, o diástole, en oposición a los problemas del inotropismo. La disfunción lusitrópica juega un importante papel en numerosas enfermedades miocárdicas y puede preceder a la disfunción inotrópica.

Codificación: ___ ___ ___ ___ ___ ___ ___ ___ ___ ___ ___ ___

Nicotinamida: Amida del ácido nicotínico. Componente de la coenzima NAD, mejor conocido como vitamina B3. Es hidrosoluble y ayuda de manera particular en el funcionamiento del aparato digestivo, la piel y los nervios. También es importante para transformar los alimentos en energía.

Codificación: ___ ___ ___ ___ ___ ___ ___ ___ ___ ___ ___ ___

Biofísica: Nombre que recibe la física aplicada al estudio de los fenómenos biológicos.

Codificación: ___ ___ ___ ___ ___ ___ ___ ___ ___

Defecografía: Técnica radiográfica consistente en la opacificación de la porción ano-rectal mediante la introducción de un contraste baritado espeso, para la obtención de imágenes radiográficas seriadas y la valoración de aspectos morfológicos y funcionales de esta región durante la defecación.

Codificación: ___ ___ ___ ___ ___ ___ ___ ___ ___ ___ ___

```
1 9 1 4 9 3 1 1 4 1 9 1 2 6 1 3 9 4 1 6
2 5 0 7 2 2 2 7 2 7 0 5 0 1 2 8 4 7 1 1
2 3 0 8 3 4 4 0 4 3 3 8 0 6 4 0 0 1 0 1
2 7 1 5 8 5 5 2 4 3 7 5 1 5 2 7 6 4 1 4
2 8 1 5 8 8 0 4 4 4 3 5 1 9 3 5 6 3 1 2
0 5 2 4 7 5 2 6 7 9 3 3 1 4 7 1 3 0 2 1
9 6 9 2 7 4 6 9 4 4 3 6 3 5 3 1 3 3 8 9
2 9 8 3 4 2 2 2 4 2 3 8 4 2 3 6 8 9 4 4
1 8 7 3 3 8 2 8 3 3 1 7 4 7 1 0 4 0 3 1
1 3 1 9 2 1 0 6 1 5 7 3 9 9 0 3 9 9 3 9
9 5 1 0 2 2 8 7 3 3 0 1 1 6 9 8 0 8 6 3
1 0 2 9 0 2 2 1 2 0 9 7 9 9 5 0 3 6 5 1
6 6 2 3 3 4 7 1 3 5 6 0 6 6 0 0 7 1 2 1
1 0 9 5 5 9 4 2 1 1 7 3 2 3 5 8 6 1 6 3
7 8 8 4 0 5 8 9 3 0 4 5 9 0 2 2 7 8 9 9
9 1 0 6 6 1 7 5 4 1 0 1 7 5 3 1 6 6 1 3
2 0 4 8 8 7 6 3 6 7 3 6 3 4 6 6 3 6 8 1
0 3 8 5 7 5 5 5 8 7 4 2 0 1 2 9 6 3 6 6
1 2 1 4 4 2 0 7 4 6 3 2 9 5 5 5 1 1 2 7
3 2 7 2 3 1 9 2 4 4 6 2 9 3 2 3 6 5 9 7
1 4 1 2 4 7 4 3 2 8 3 6 8 8 7 6 3 1 7 2
6 0 7 7 7 9 4 8 7 4 3 3 6 8 3 5 2 2 9 8
0 2 3 8 6 9 2 6 5 0 8 4 0 4 2 2 2 2 4 6
7 2 5 4 7 8 4 0 4 1 6 2 5 9 6 6 1 8 7 8
```

dificultad (7)

0 1 2 3 4 5 6 7

SOPA DE NÚMERO BIOMÉDICA 94

Ototóxico: Producto que ejerce un efecto nocivo sobre el par VIII o sobre los órganos de la audición y el equilibrio.

Codificación: ___ ___ ___ ___ ___ ___ ___ ___ ___

Kuru: Enfermedad neurodegenerativa e infecciosa causada por un prion, partícula formada por una proteína priónica alterada del tejido cerebral. La palabra kuru significa en lengua aborigen 'temblor, con fiebre y frío', uno de los signos que manifiestan los afectados por dicha enfermedad.

Codificación: ___ ___ ___ ___

Roséola: También conocida como exantema súbito o sexta enfermedad, es una infección viral benigna y autolimitada que afecta principalmente a los niños, en su mayoría menores de dos años de edad. Esta patología se caracteriza por la aparición repentina de fiebre elevada, que puede persistir durante varios días, seguida de una erupción cutánea distintiva que aparece una vez que la fiebre ha disminuido. El agente causal es el virus del herpes humano 6 (HHV-6) y, en menor medida, el virus del herpes humano 7 (HHV-7). Ambos pertenecen a la familia Herpesviridae, pero a pesar de su relación con otros herpesvirus, estos microorganismos no causan las lesiones herpéticas típicas que suelen asociarse con esta familia de virus.

Codificación: ___ ___ ___ ___ ___ ___ ___

Hemopexina: Proteína plasmática con mayor afinidad al grupo hemo, siendo el principal mecanismo para transportar y eliminar el grupo hemo del plasma.

Codificación: ___ ___ ___ ___ ___ ___ ___ ___ ___ ___

Gustometría: Prueba para estudiar el gusto. Hay dos tipos de gustometría, química y eléctrica que estudian el gusto aplicando los 4 sabores básicos sobre la superficie de la lengua.

Codificación: ___ ___ ___ ___ ___ ___ ___ ___ ___ ___

```
6 1 3 7 1 7 1 9 1 6 2 0 2 9 1 6 1 2 1 6
4 0 7 7 4 4 9 0 2 0 5 8 0 8 1 1 5 1 2 9
0 8 5 3 7 3 1 5 5 2 0 8 4 1 7 1 6 1 9 1
2 1 2 6 4 1 7 1 1 6 7 1 7 9 8 0 5 5 7 9
6 0 1 7 5 6 6 6 5 1 8 4 9 4 2 2 5 9 3 2
1 2 5 8 9 3 8 4 0 0 3 1 9 1 6 8 3 9 4 0
3 4 3 2 7 4 5 1 5 3 6 9 1 2 3 0 2 8 9 0
9 3 7 0 1 0 3 8 9 9 4 5 1 3 7 3 7 5 7 4
5 7 8 8 5 6 6 6 1 1 1 2 3 4 6 3 6 5 2 5
2 5 3 6 5 0 7 2 4 1 3 5 9 6 3 6 7 9 9 2
1 1 8 6 9 0 7 6 0 2 9 7 1 6 3 2 8 1 1 4
3 8 0 2 8 2 8 0 0 5 0 1 9 2 9 0 1 9 5 6
1 4 4 3 2 4 5 5 7 3 4 6 3 7 3 1 1 5 7 2
2 8 5 3 2 6 4 1 0 1 3 1 8 9 9 8 2 3 6 0
6 7 2 1 9 7 5 2 0 6 0 3 3 3 4 3 2 4 3 0
1 3 1 2 6 4 3 7 3 1 5 1 6 2 6 4 1 0 6 0
1 7 2 5 8 2 1 7 2 1 0 5 9 4 8 7 9 4 1 2
2 6 3 6 4 6 6 0 5 2 5 8 4 1 7 2 2 4 0 6
6 8 1 6 0 4 7 9 0 0 8 8 2 6 3 1 2 7 1 3
1 1 8 7 5 1 5 2 6 2 5 8 5 3 1 6 8 2 1 1
5 1 7 9 0 4 2 4 4 2 6 9 1 6 9 9 0 2 0 7
1 2 4 7 9 1 0 5 2 2 8 3 8 7 7 8 4 2 2 5
6 7 5 8 2 3 3 0 5 7 3 2 5 0 7 5 5 4 0 0
6 0 3 1 3 1 7 9 3 0 5 6 2 9 6 0 2 3 8 3
```

dificultad (7)
0 1 2 3 4 5 6 7

SOPA DE NÚMERO BIOMÉDICA 95

Basifobia: Consistente en un terrible miedo a tropezarnos y caer mientras estamos caminando, lo que bloquea de tal manera al sujeto que puede obligarle a permanecer sentado o tumbado todo el tiempo para no ver cumplido ese miedo que le atemoriza, lo que sería otra forma de abasia.

Codificación: ___ ___ ___ ___ ___ ___ ___ ___ ___

Prostatitis: Trastorno de la glándula prostática que por lo general se asocia con inflamación, con frecuencia provoca dolor o dificultad al orinar, además de dolor en la ingle, la zona pélvica o los genitales.

Codificación: ___ ___ ___ ___ ___ ___ ___ ___ ___ ___

Kerosén: Líquido inflamable, transparente o con ligera coloración amarillenta, dependiendo de la fracción que se extraiga, mezcla de hidrocarburos, que se obtiene de la destilación del petróleo natural.

Codificación: ___ ___ ___ ___ ___ ___ ___

Tiramina: Es una amina biógena, es decir, un compuesto orgánico derivado del metabolismo de ciertos aminoácidos en el organismo y en algunos alimentos. Se forma a partir de la descarboxilación del aminoácido L-tirosina, principalmente por la acción de enzimas bacterianas presentes en alimentos fermentados o en descomposición. Desempeña un papel en la regulación de la presión arterial y la función del sistema nervioso central.

Codificación: ___ ___ ___ ___ ___ ___ ___ ___

Adulteración: Acción y efecto de adulterar algo. Alteración de la calidad o pureza de una cosa.

Codificación: ___ ___ ___ ___ ___ ___ ___ ___ ___ ___ ___

```
7 1 1 5 1 0 2 1 1 5 3 3 4 5 3 1 4 3 4 2
6 0 2 6 7 4 6 3 2 4 8 7 6 5 7 1 7 1 5 9
5 1 4 6 9 8 6 0 2 1 3 5 1 9 4 4 7 6 2 7
1 6 3 6 6 1 9 4 0 3 9 5 6 0 5 2 1 0 7 7
9 8 4 4 7 4 2 6 4 3 7 6 7 0 1 2 2 1 0 9
2 7 1 8 7 9 5 9 7 5 6 3 5 1 6 1 8 6 9 8
6 8 1 5 1 6 4 5 6 8 7 2 6 4 4 2 1 2 0 0
1 5 0 4 7 2 9 0 1 6 2 5 9 1 7 2 8 2 3 6
6 5 6 3 5 5 2 8 7 1 1 6 1 9 1 1 2 2 0 7
9 4 1 0 0 2 8 6 8 7 9 9 0 3 8 5 1 7 6 2
0 0 1 2 4 2 4 8 3 0 2 5 6 1 1 1 4 1 7 6
2 4 6 9 1 6 8 5 7 9 2 5 6 1 1 9 6 6 3 6
1 2 8 9 2 5 9 7 7 3 3 7 5 9 5 1 9 6 9 0
2 7 2 6 4 0 5 4 1 1 1 1 5 1 0 3 6 7 0 1
3 1 5 5 3 6 2 1 1 5 9 4 3 9 1 9 1 0 4 8
9 2 0 3 8 5 7 6 6 1 6 2 8 1 6 3 1 4 6 4
0 0 6 5 6 3 4 8 1 1 2 7 5 2 9 1 7 5 5 0
6 9 2 4 4 5 0 5 6 9 1 1 4 3 4 1 9 8 4 4
6 0 5 3 3 6 8 2 5 9 1 9 9 4 3 4 0 0 4 3
3 1 4 1 5 6 9 1 2 4 9 5 4 0 2 9 3 1 4 9
8 6 9 9 7 3 9 1 2 0 7 8 1 3 6 7 7 7 3 6
9 1 6 3 7 0 9 0 7 2 2 0 8 1 6 6 5 3 5 7
1 7 1 9 1 6 2 0 2 1 1 2 1 9 2 1 9 2 0 0
2 7 0 9 3 9 0 7 7 2 0 3 7 2 2 0 7 9 0 4
```

dificultad (7)

0 1 2 3 4 6 6 7

SOPA DE NÚMERO BIOMÉDICA 96

Neurinoma: Lesiones de carácter benigno que normalmente se originan en la vaina de mielina que recubre los nervios.

Codificación: ___ ___ ___ ___ ___ ___ ___ ___ ___

Quinolina: Se utiliza como un agente antimicrobiano, como solvente y como catalizador en diversas reacciones químicas. En la medicina, se emplea en la fabricación de antipalúdicos, antibióticos y antifúngicos.

Codificación: ___ ___ ___ ___ ___ ___ ___ ___ ___

Creatinina: Producto final del metabolismo de la creatina. Se encuentra en los músculos y en la sangre, se elimina por la orina.

Codificación: ___ ___ ___ ___ ___ ___ ___ ___ ___ ___

Fenitoína: Fármaco antiepiléptico que resulta muy eficaz en el tratamiento de distintas crisis epilépticas parciales y generalizadas. Presenta también acción antiarrítmica y antimiotónica. Entre sus efectos secundarios destaca la hiperplasia gingival y la hipertricosis.

Codificación: ___ ___ ___ ___ ___ ___ ___ ___ ___

Biocinética: Ciencia que estudia los movimientos o cambios de posición de los organismos en desarrollo.

Codificación: ___ ___ ___ ___ ___ ___ ___ ___ ___ ___ ___

```
9 3 8 7 2 9 1 6 3 9 1 4 2 9 2 1 9 3 1 0
2 0 1 3 6 8 7 6 5 9 4 8 2 7 1 4 6 4 7 0
3 3 4 9 3 7 1 2 0 8 3 8 3 7 8 3 4 5 3 4
8 5 8 7 5 3 6 9 3 0 6 8 7 2 6 6 2 5 4 9
3 9 4 7 9 1 1 6 5 6 5 1 3 6 9 2 7 5 5 2
5 3 9 5 8 9 2 3 0 1 8 2 6 6 3 7 1 5 3 7
3 9 5 0 7 9 7 1 9 8 0 0 3 7 5 1 8 5 0 9
0 8 7 7 2 0 8 0 9 8 1 0 5 8 6 6 1 6 7 0
9 1 4 0 1 8 7 1 0 1 4 8 5 4 4 0 4 6 5 3
8 1 8 4 7 1 8 9 2 3 4 4 1 0 0 2 1 2 1 5
4 3 4 2 6 1 0 9 9 1 5 9 3 4 9 6 0 4 1 9
6 0 1 4 2 8 3 7 5 8 3 7 1 8 1 1 3 5 7 3
8 5 0 6 6 9 9 7 5 6 8 5 8 4 8 0 6 6 5 6
1 3 3 3 1 3 1 5 9 5 4 1 5 7 1 5 1 4 0 9
2 8 7 0 5 9 3 4 1 6 5 0 3 4 7 1 1 3 9 8
9 1 2 1 9 0 5 9 1 7 2 6 5 8 3 9 2 4 7 3
0 5 2 6 2 4 4 8 6 6 4 1 2 9 8 0 9 6 7 3
4 6 4 0 2 8 9 0 1 9 1 8 6 8 5 9 4 8 2 7
7 1 3 9 9 4 0 5 9 9 2 2 8 5 3 2 1 3 8 1
3 1 5 8 1 3 1 6 1 4 1 9 9 1 2 2 5 4 1 4
5 3 4 0 3 9 7 7 2 4 2 0 0 1 9 7 6 4 6 3
5 3 1 6 8 3 1 4 9 1 7 8 5 6 4 0 5 7 6 8
9 6 6 1 1 6 6 0 4 1 3 5 9 3 6 1 4 8 1 4
6 2 2 7 5 0 9 8 8 1 8 4 5 0 6 0 8 3 8 2
```

→ ↓ ← ↑ ↘ ↗ ↙ ↖ dificultad (7)
0 1 2 3 4 5 6 7

SOPA DE NÚMERO BIOMÉDICA 97

Habituación: Disminución progresiva de la reacción innata a un estímulo, que se produce como resultado de la presencia repetida o constante de ese estímulo.

Codificación: ___ ___ ___ ___ ___ ___ ___ ___ ___ ___ ___

Pueril: Perteneciente o relativo al niño o a la puericia. Propio de un niño o que parece de un niño.

Codificación: ___ ___ ___ ___ ___ ___

Coxalgia: Dolor de la articulación de la cadera. Esta denominación suele reservarse para la tuberculosis coxofemoral.

Codificación: ___ ___ ___ ___ ___ ___ ___ ___

Juego: El uso de diseños y técnicas propias de los juegos en contextos no lúdicos con el fin de desarrollar habilidades y comportamientos de desarrollo.

Codificación: ___ ___ ___ ___ ___

Manierismo: Trastorno de la psicomotricidad, caracterizado por un exceso y una exageración de los movimientos (del lenguaje, de los gestos, de la mímica, de la marcha, etc.), que aparecen como faltos de espontaneidad, teatrales y artificiosos, como afectados e inauténticos. Se da típicamente en algunas psicosis (esquizofrénicas) y en algunos trastornos de la personalidad (histriónicos).

Codificación: ___ ___ ___ ___ ___ ___ ___ ___ ___ ___

```
8 8 1 2 9 2 1 2 2 1 3 9 3 1 1 4 0 9 5 2
1 9 6 4 0 3 3 7 1 2 1 6 1 0 2 5 7 1 6 9
1 2 1 6 8 9 0 0 0 6 5 0 7 7 0 9 3 1 9 9
8 2 2 1 3 9 1 8 1 1 6 7 5 2 7 7 6 4 6 8
2 4 8 5 2 5 8 4 2 6 5 8 0 3 6 2 2 2 4 9
9 2 0 6 5 4 6 2 3 4 3 5 4 7 6 6 9 4 3 7
6 9 6 9 3 6 5 4 5 3 4 5 6 7 2 1 7 5 8 0
2 7 0 9 2 2 9 2 5 7 8 3 3 8 1 1 0 4 4 8
9 9 5 7 1 6 1 1 6 7 5 1 9 8 9 4 8 6 3 1
3 3 2 5 5 2 6 9 5 0 0 9 5 4 5 1 9 0 7 5
6 3 1 5 8 7 7 7 9 0 2 7 4 3 8 5 3 9 6 1
2 8 8 0 9 3 8 8 7 1 6 5 5 1 6 6 2 8 4 9
1 8 4 5 9 1 2 7 0 7 5 1 6 4 7 4 7 9 0 3
8 3 4 9 5 3 5 7 8 0 0 2 7 1 8 8 4 5 2 2
0 3 5 1 4 6 1 3 0 1 4 7 2 5 8 1 7 5 4 6
4 2 6 6 2 9 2 9 4 6 3 2 0 7 2 7 5 3 1 4
8 1 4 9 3 0 3 8 2 2 2 4 7 4 1 2 2 9 9 4
9 1 9 6 9 5 6 5 2 4 4 1 9 2 1 2 0 7 2 2
3 7 7 9 1 5 9 9 4 7 2 4 6 1 7 3 4 1 1 5
5 2 7 6 3 1 6 2 5 1 1 2 7 9 1 1 1 8 3 9
2 6 3 2 1 9 0 6 8 2 1 7 5 8 6 7 0 9 1 1
2 6 6 4 3 8 5 1 3 6 1 6 3 3 1 4 9 2 1 3
2 5 8 1 1 5 6 6 6 2 0 4 3 6 1 8 6 2 5
6 3 1 3 6 1 3 1 0 2 9 9 1 5 9 4 1 1 3 1
```

dificultad (7)
0 1 2 3 4 5 6 7

SOPA DE NÚMERO BIOMÉDICA 98

Axolema: Cubierta del axón.

Codificación: ___ ___ ___ ___ ___ ___ ___

Placer: Sensación de goce o satisfacción que se experimenta al hacer o percibir cosas que nos agradan. Es un sentimiento positivo que se puede experimentar a nivel físico, mental o espiritual, y que está asociado a la felicidad, el bienestar o la satisfacción.

Codificación: ___ ___ ___ ___ ___ ___

Dereísmo: Según el psiquiatra E. Bleuler, actividad mental desviada de la lógica y la realidad, ocurre en la esquizofrenia. Inicialmente este término se utilizaba en relación con la conducta autista.

Codificación: ___ ___ ___ ___ ___ ___ ___ ___

Kriptón: Gas noble inodoro e insípido de poca reactividad caracterizado por un espectro de líneas verde y rojo-naranja muy brillantes. Es uno de los productos de la fisión nuclear del uranio.

Codificación: ___ ___ ___ ___ ___ ___ ___

Hirudina: Agente procedente de las sanguijuelas y, actualmente, obtenida por tecnología recombinante, que inhibe directamente la acción de la trombina sin mediar la antitrombina III.

Codificación: ___ ___ ___ ___ ___ ___ ___ ___

```
9 5 1 2 5 1 6 1 2 5 1 3 1 0 2 1 5 7 4 0
8 1 7 6 9 3 8 1 1 9 4 1 0 6 4 6 1 6 3 2
4 8 5 2 1 9 2 5 1 7 9 4 5 5 3 2 9 6 5 9
4 6 1 6 3 8 8 7 7 0 6 9 4 9 5 1 7 7 3 7
3 1 5 4 3 1 4 7 6 1 4 2 2 3 5 7 7 5 0 3
4 2 8 0 5 9 1 1 2 9 5 8 3 1 1 0 3 6 6 1
4 6 2 7 1 8 4 1 3 4 7 2 6 6 5 1 8 0 3 4
8 3 9 8 1 3 2 5 9 6 5 4 1 9 5 1 0 6 2 6
0 9 7 4 8 2 2 5 8 2 7 5 6 6 1 2 2 0 3 1
6 5 1 3 8 7 3 3 6 0 9 6 8 6 8 2 7 8 5 3
8 1 7 9 2 4 4 9 9 0 7 1 8 9 3 0 2 8 7 1
9 9 8 8 2 7 5 5 3 3 6 5 5 1 8 1 2 7 4 0
0 1 0 3 9 2 5 8 9 2 9 6 3 3 1 6 9 1 4 2
7 5 9 3 7 7 4 1 9 0 8 3 2 2 1 4 4 0 3 0
4 3 1 2 2 9 5 9 4 8 7 4 8 8 9 2 3 0 2 3
1 6 7 1 9 3 5 3 1 3 3 5 4 0 6 8 1 3 4 5
5 5 0 6 0 4 4 6 9 4 4 8 8 2 8 6 4 7 4 9
9 5 1 2 6 8 9 8 2 7 1 5 3 1 3 8 0 7 1 1
5 5 5 3 0 4 5 6 6 9 5 0 3 8 0 0 6 2 0 5
7 4 7 3 5 9 4 5 3 2 4 1 8 3 5 6 5 4 5 4
7 7 4 3 6 1 3 3 7 6 3 3 8 8 3 7 9 7 0 8
4 3 8 0 4 1 9 9 9 7 0 0 9 2 2 9 4 2 2 5
5 7 2 0 4 6 6 4 7 5 7 1 8 4 9 5 9 2 2 2
6 4 4 1 1 3 1 2 7 1 9 9 1 1 1 8 0 1 7 3
```

→↓←↑↘↗↖ dificultad (7)
0 1 2 3 4 5 6 7

SOPA DE NÚMERO BIOMÉDICA 99

Ruibardo: Planta herbácea antioxidante natural que neutraliza los radicales libres, previniendo la oxidación de las células del cuerpo, retrasando la aparición de las señales de envejecimiento, como el deterioro de la piel y la formación de las arrugas.

Codificación: ___ ___ ___ ___ ___ ___ ___ ___

Aniseiconía: Dificultad para fusionar las imágenes procedentes de cada ojo debido a que son de diferente tamaño. Se debe a que la graduación que posee cada uno de los ojos es muy distinta entre sí, por lo que las imágenes resultantes son de distinto tamaño y el cerebro no es capaz de fusionarlas para producir una sola, con lo que puede ocasionar visión doble.

Codificación: ___ ___ ___ ___ ___ ___ ___ ___ ___ ___ ___

Juvenil: Perteneciente o relativo a la juventud.

Codificación: ___ ___ ___ ___ ___ ___ ___

Psicometría: Se utiliza para poder medir aspectos psicológicos de una persona con las habilidades, el conocimiento, la opinión, comportamiento, actitud, personalidad o incluso para medir las capacidades mentales. Cuando se utiliza se pueden asignar valores para poder hacer una evaluación psíquica a una persona en cuestión.

Codificación: ___ ___ ___ ___ ___ ___ ___ ___ ___ ___ ___

Operón: Zona del DNA que constituye una unidad de expresión génica en procariotas compuesto por varios genes y por secuencias promotoras y reguladoras que comparten.

Codificación: ___ ___ ___ ___ ___ ___

```
0 1 0 3 4 1 6 1 3 9 5 0 2 9 4 1 1 7 5 1
6 1 4 9 9 9 4 9 5 7 0 5 1 7 9 7 2 2 0 4
3 5 1 1 3 2 5 0 0 5 9 1 1 7 3 3 5 6 8 3
7 2 2 1 6 2 9 3 5 9 7 4 1 8 9 5 4 0 8 6
0 0 9 8 0 2 9 4 4 0 6 7 0 1 8 1 8 1 9 7
9 2 7 8 3 9 5 0 9 4 0 0 9 9 9 8 0 3 7 1
6 0 4 0 7 9 1 8 2 3 1 5 1 9 2 5 7 9 9 7
4 6 1 7 3 8 7 8 7 1 1 9 0 6 1 9 4 5 6 6
1 2 3 1 2 9 9 7 2 6 2 8 3 0 8 9 2 6 8 1
4 2 5 6 7 8 5 1 9 8 7 1 0 0 5 8 3 2 9 2
1 9 2 1 6 2 0 3 0 7 8 6 2 7 5 4 4 4 0 9
4 1 0 7 2 1 1 6 3 2 9 3 1 5 8 2 0 3 9 1
3 1 9 5 2 0 7 0 9 9 2 9 2 2 0 9 0 4 4 1
8 2 4 1 4 6 8 9 7 1 4 2 5 8 5 6 2 4 9 2
3 7 7 9 2 6 0 8 0 2 6 7 3 8 6 1 0 2 5 9
1 7 4 3 2 0 9 8 7 7 9 4 1 5 0 6 4 4 4 2
3 2 3 1 6 3 7 5 9 0 2 8 6 6 1 2 7 7 9 2
3 0 2 1 0 0 5 5 9 7 1 0 1 0 1 4 9 0 5 9
0 0 0 4 9 2 2 0 0 1 1 4 3 6 6 1 9 1 6 1
8 4 7 8 6 8 3 7 7 7 9 2 9 8 8 0 5 1 9 8
4 7 4 3 6 6 6 6 1 5 1 6 0 7 7 3 0 6 2 2
7 8 9 9 8 9 4 7 0 8 8 9 2 3 1 0 5 9 6 0
2 7 1 2 4 5 0 2 2 2 1 9 7 4 0 6 7 9 6 1
9 8 0 9 4 1 5 7 0 9 7 2 1 0 1 4 8 1 7 6
```

SOPA DE NÚMERO BIOMÉDICA 100

Densímetro: Se utiliza para saber el grado de concentración de una sustancia dentro de un líquido, por ejemplo, en el sector farmacéutico se usa para medir la calidad de algunos medicamentos.

Codificación: ___ ___ ___ ___ ___ ___ ___ ___ ___ ___

Numular: Se dice de la lesión que tiene forma de moneda.

Codificación: ___ ___ ___ ___ ___ ___ ___

Tricofagia: Trastorno del comportamiento que se caracteriza por el consumo compulsivo de cabello. Se considera una forma de pica.

Codificación: ___ ___ ___ ___ ___ ___ ___ ___ ___ ___

Bufotenina: Alcaloide con efectos alucinógenos, derivado de la serotonina, por dimetilación de su grupo amina.

Codificación: ___ ___ ___ ___ ___ ___ ___ ___ ___ ___

Quimerismo: Trastorno genético cuya teoría postula que dos cigotos, tras la fecundación, se combinan formando uno solo que se desarrolla de forma normal. El ser vivo resultante posee entonces dos tipos de células diferentes, cada una con distinta constitución genética.

Codificación: ___ ___ ___ ___ ___ ___ ___ ___ ___ ___

```
6 1 7 5 2 4 4 2 7 8 8 2 8 5 0 9 5 3 8 8
6 7 3 3 9 0 7 3 4 6 0 3 5 4 8 6 6 6 0 2
5 9 5 3 0 3 1 9 6 2 6 2 8 6 8 5 8 8 3 0
1 0 3 4 7 4 6 4 7 0 7 5 9 4 2 6 1 5 3 2
4 6 0 6 5 5 6 8 8 4 0 3 5 6 2 1 0 9 4 5
1 5 1 5 8 6 9 0 1 0 3 7 2 3 8 5 1 9 3 5
9 6 5 9 0 4 2 8 3 0 3 6 9 4 0 4 5 1 8 8
4 2 0 5 1 6 7 8 9 5 7 6 8 5 8 5 9 9 2 4
1 2 3 1 6 1 2 1 1 9 9 3 1 6 6 1 7 9 1 9
5 4 8 7 9 2 2 6 5 8 4 4 0 4 6 0 9 3 3 4
1 5 2 3 8 2 2 5 1 5 2 2 6 7 7 9 4 2 9 5
2 3 4 2 0 9 5 8 3 9 2 7 6 8 4 9 1 4 2 9
6 3 3 6 1 1 8 7 3 1 5 4 3 0 6 2 5 1 3 9
1 4 8 6 4 3 5 5 5 5 0 3 9 1 2 0 3 2 4 7
6 2 0 2 0 2 2 1 6 0 3 3 0 6 3 8 6 5 0 5
2 8 1 0 7 0 1 2 3 9 1 7 0 1 7 3 9 2 4 3
2 8 6 2 8 7 8 0 1 4 1 1 4 2 8 1 9 2 4 7
2 8 6 7 0 3 3 2 2 2 4 2 7 6 4 0 5 2 5 4
1 3 5 8 3 5 9 8 2 3 1 1 7 3 7 1 6 3 1 7
6 6 5 7 3 2 8 4 8 2 6 1 2 9 3 3 5 8 7 2
4 0 3 5 1 8 9 6 1 0 4 9 9 9 2 9 9 4 5 5
1 6 1 3 1 0 2 9 9 1 5 3 1 9 2 2 8 1 4 1
7 7 4 3 3 7 5 7 8 0 5 5 3 9 6 5 1 7 8 9
4 8 4 2 2 9 8 8 7 8 6 2 4 4 8 9 7 8 2 7
```

dificultad (7)
0 1 2 3 4 6 6 7

Soluciones.

Sopa 1

Sopa 2

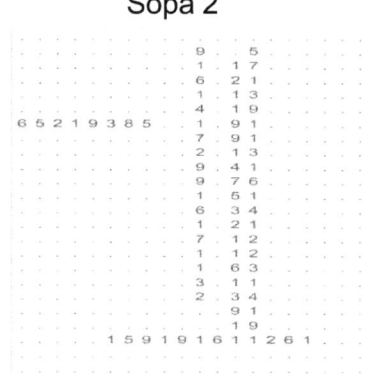

Sopa 3

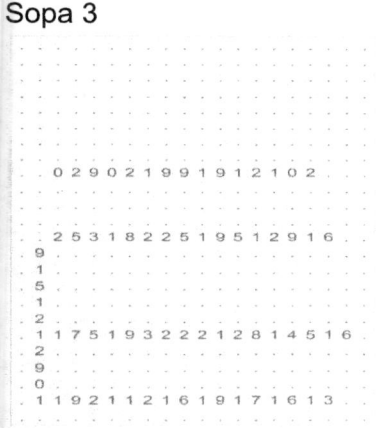

Sopa 4

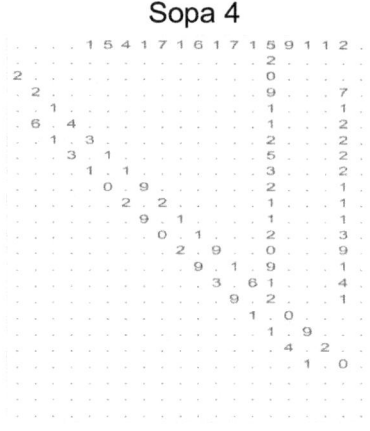

Sopa 5

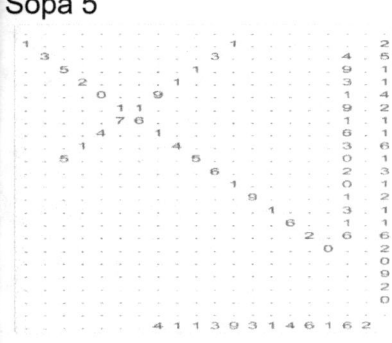

Sopa 6

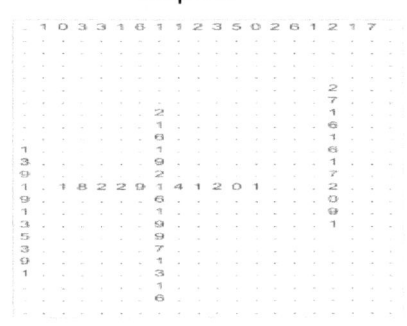

Sopa 7

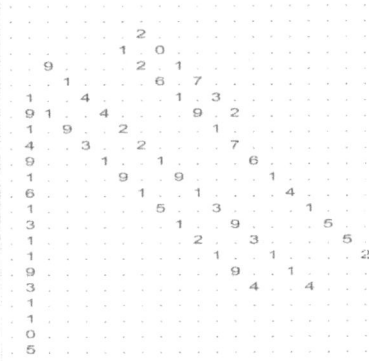

Sopa 8

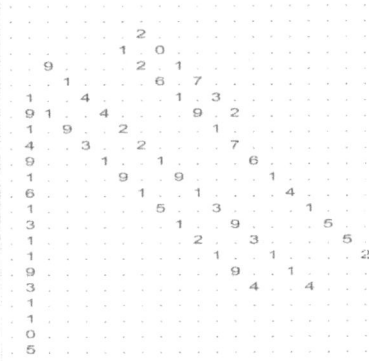

Sopa 9

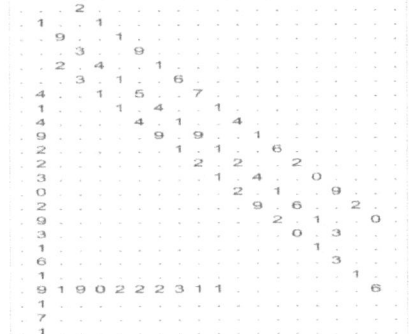

Sopa 10

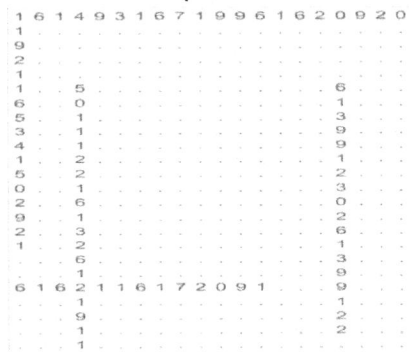

Sopa 11

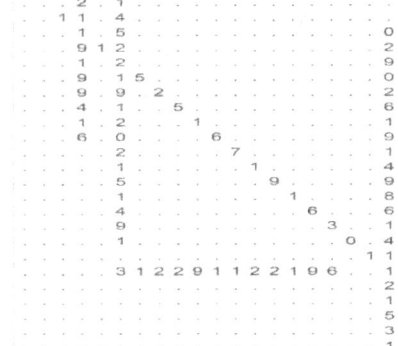

Sopa 12

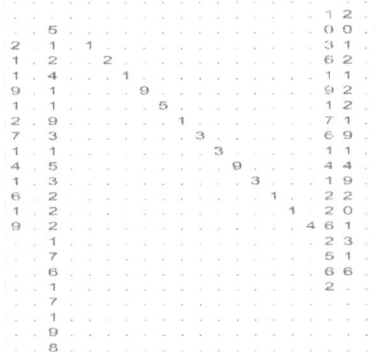

Sopa 13

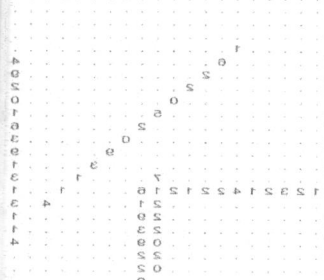

Sopa 14

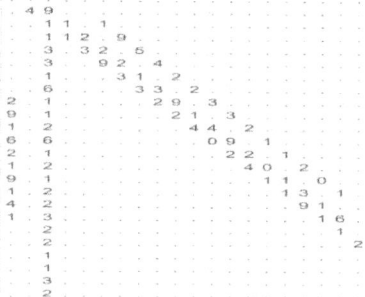

Sopa 15

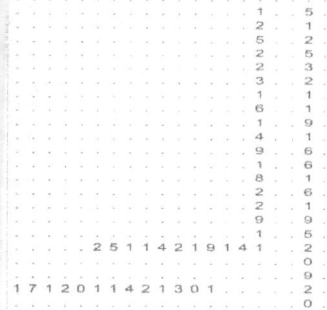

Sopa 16

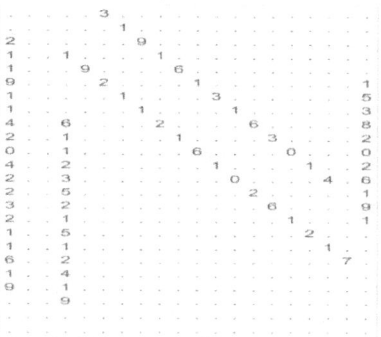

Sopa 17

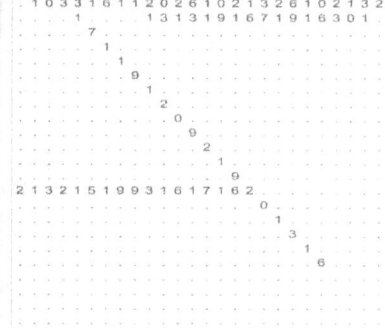

Sopa 18

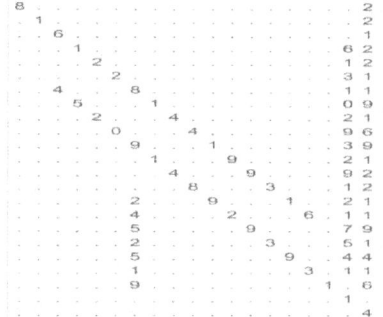

Sopa 19

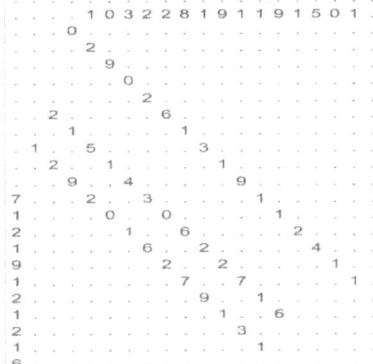

Sopa 20

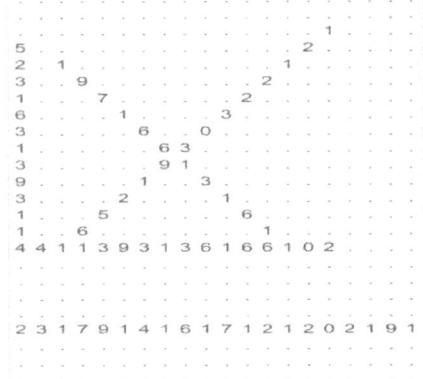

Sopa 21

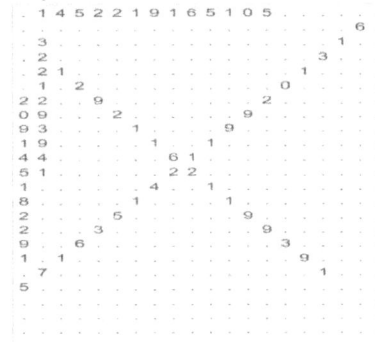

Sopa 22

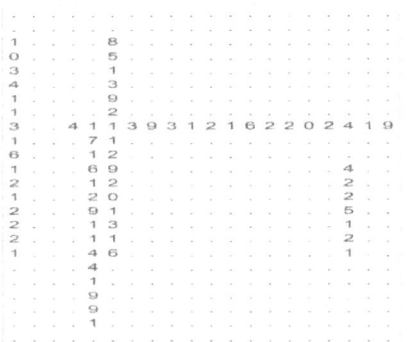

Sopa 23

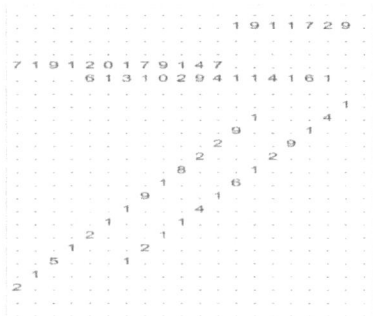

Sopa 24

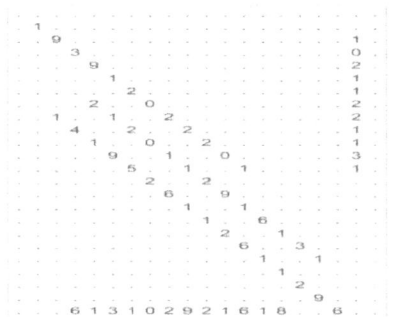

Sopa 25

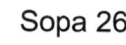

Sopa 26

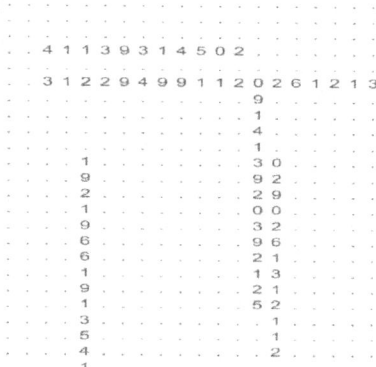

Sopa 27

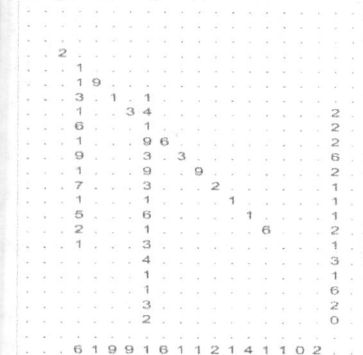

Sopa 28

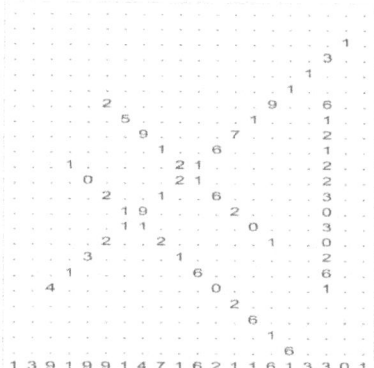

Sopa 29

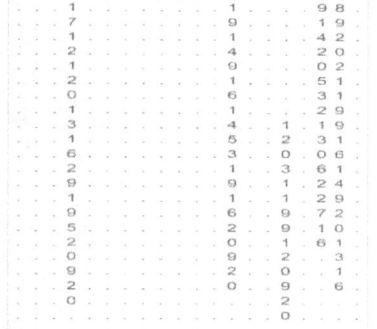

Sopa 30

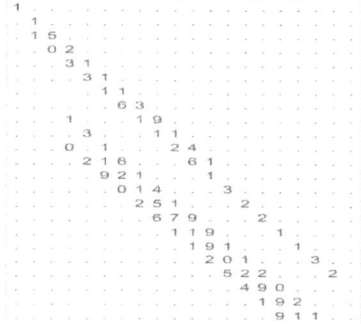

Sopa 31

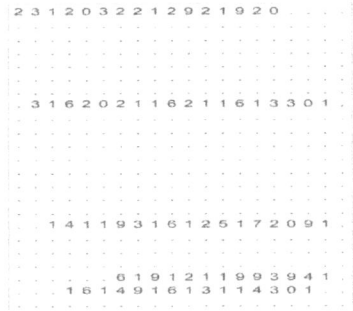

Sopa 32

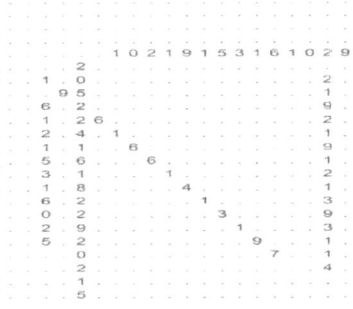

Sopa 33

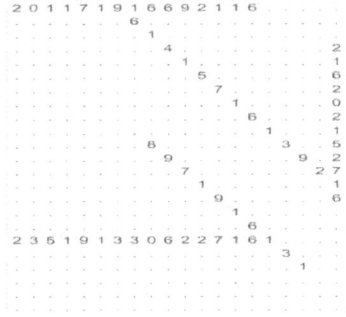

Sopa 34

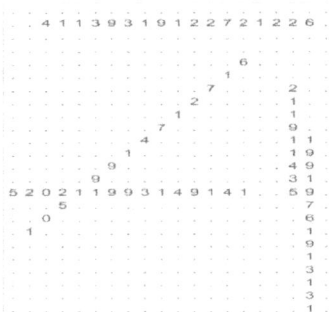

Sopa 35

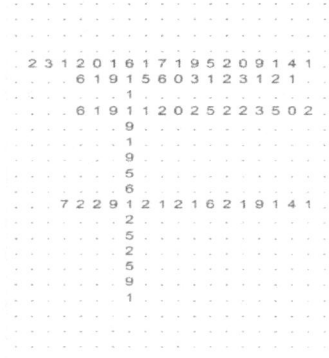

Sopa 36

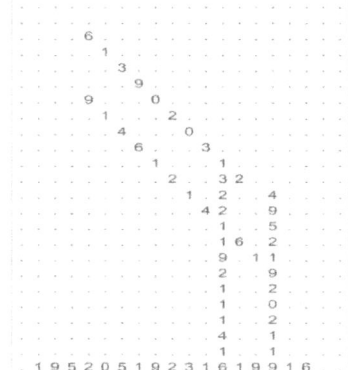

Sopa 37

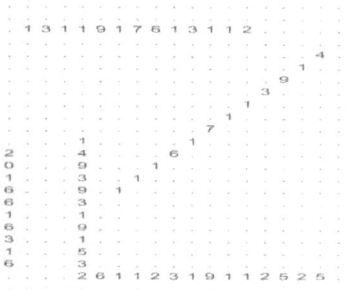

Sopa 38

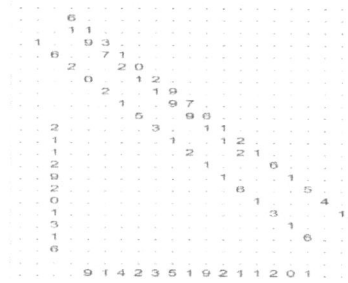

Sopa 39

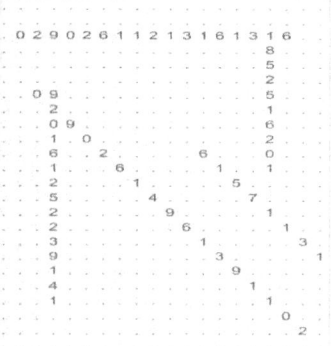

Sopa 40

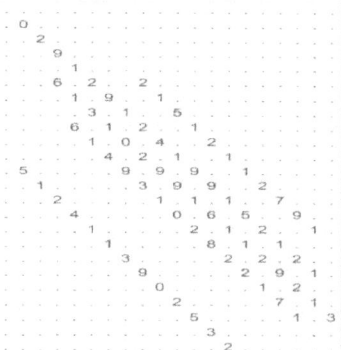

Sopa 41

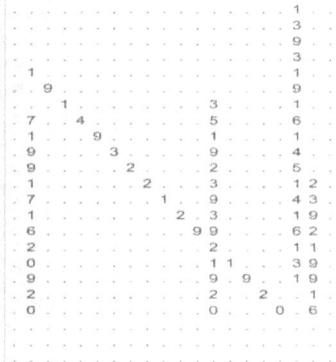

Sopa 42

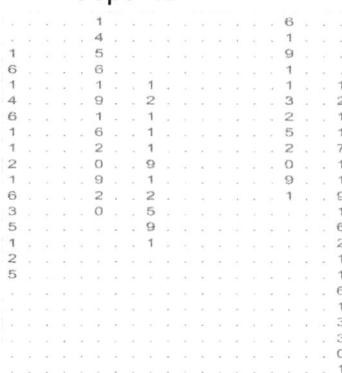

Sopa 43

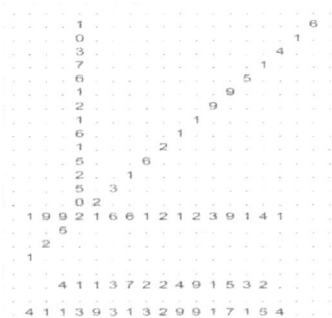

Sopa 44

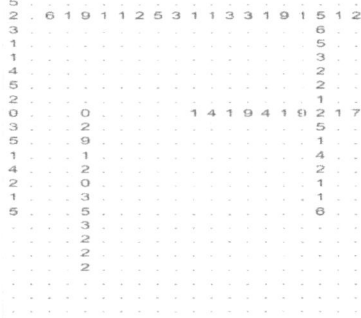

Sopa 45

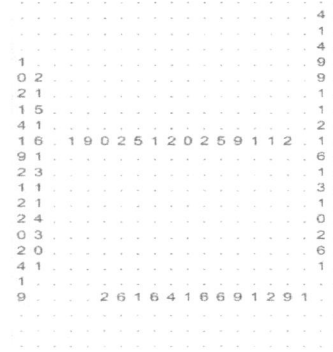

Sopa 46

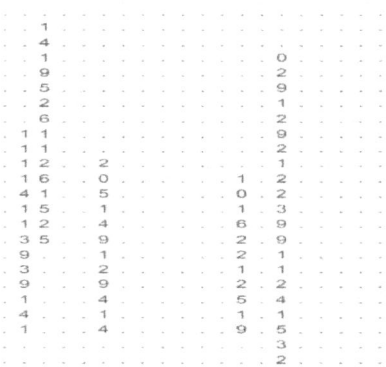

Sopa 47

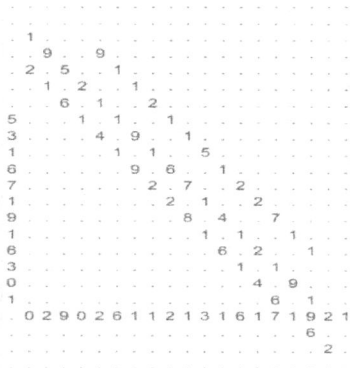

Sopa 48

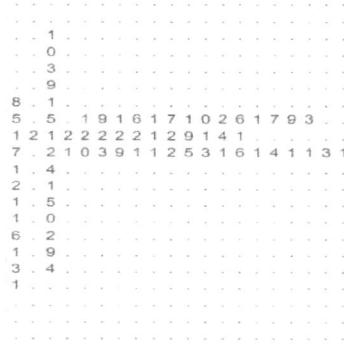

Sopa 49

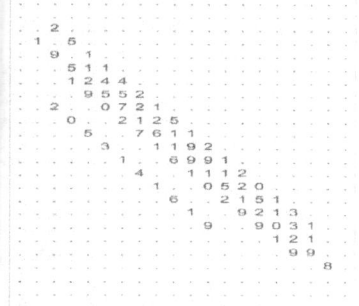

Sopa 50

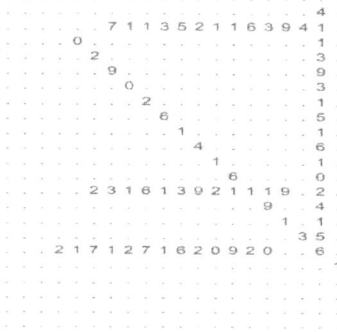

Sopa 51

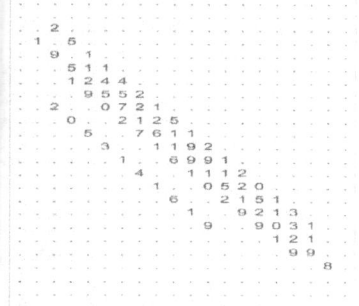

Sopa 52

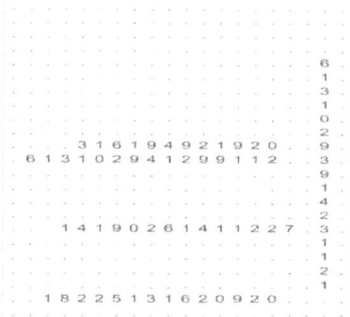

Sopa 53

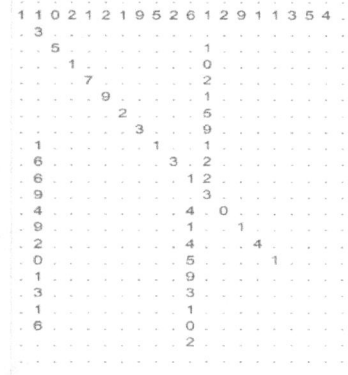

Sopa 54

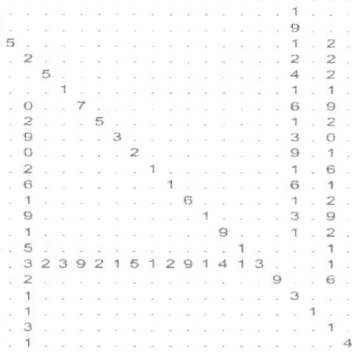

Sopa 55

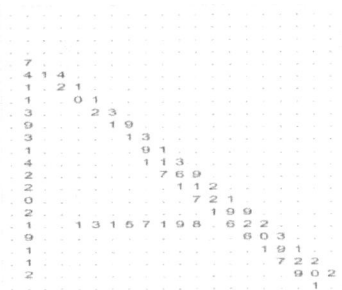

Sopa 56

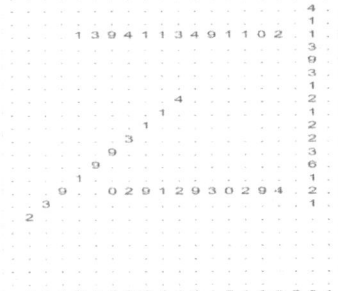

Sopa 57

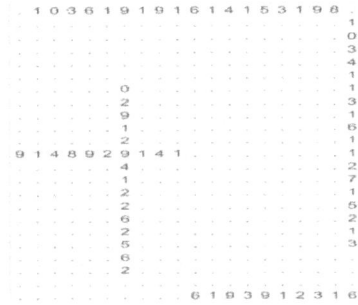

Sopa 58

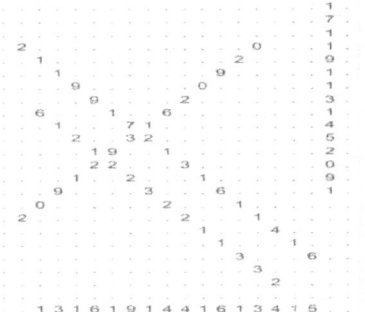

Sopa 59

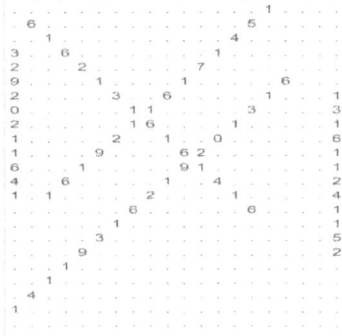

Sopa 60

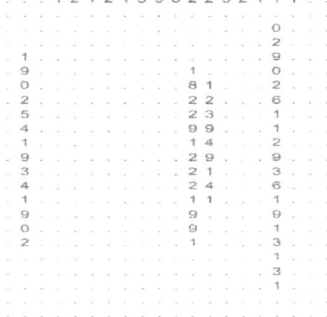

Sopa 61

Sopa 62

Sopa 63

Sopa 64

Sopa 65

Sopa 66

215

Sopa 67

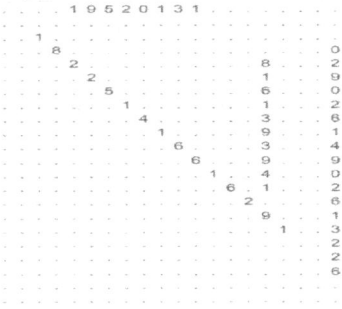

Sopa 68

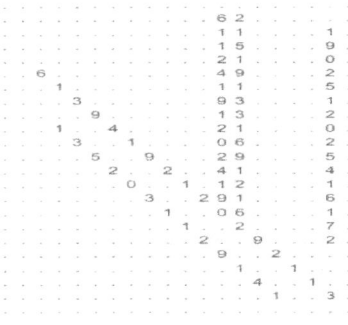

Sopa 69

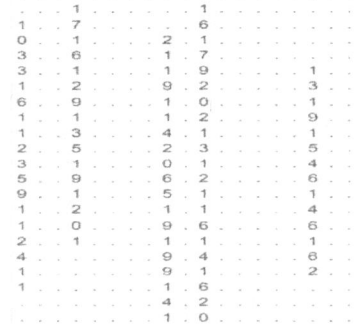

Sopa 70

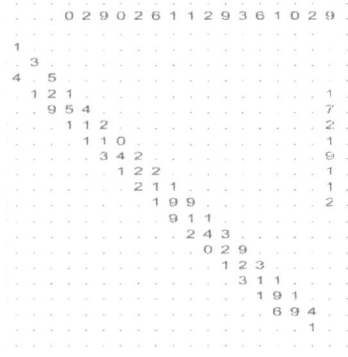

Sopa 71

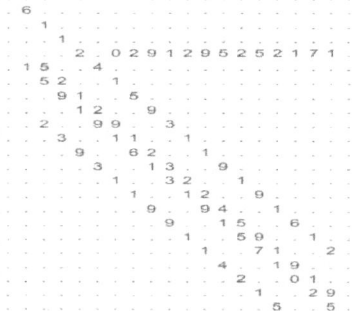

Sopa 72

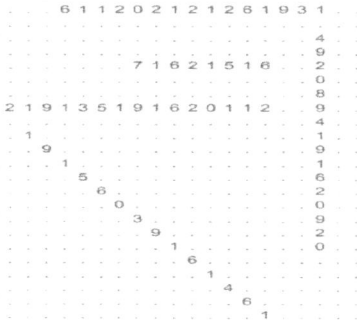

Sopa 73

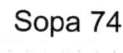

Sopa 74

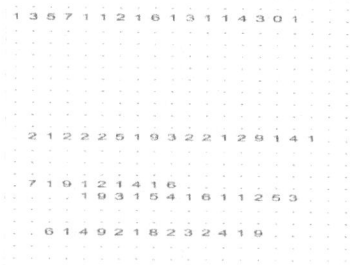

Sopa 75

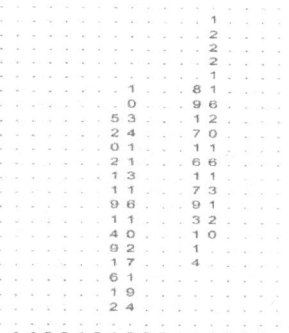

Sopa 76

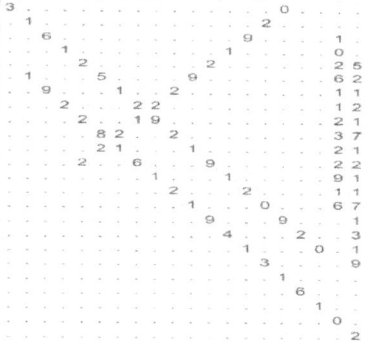

Sopa 77

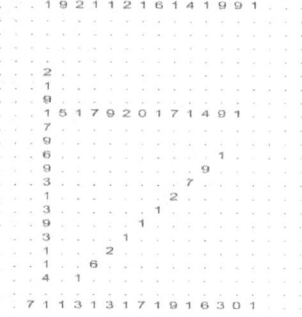

Sopa 78

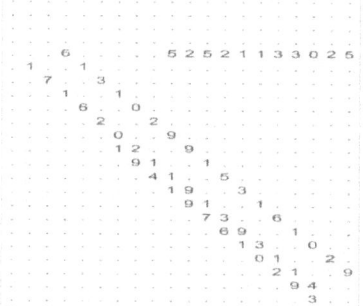

Sopa 79

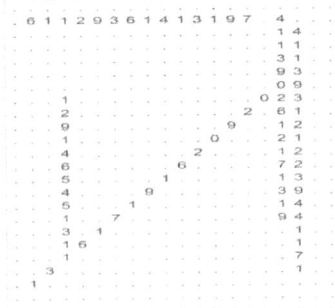

Sopa 80

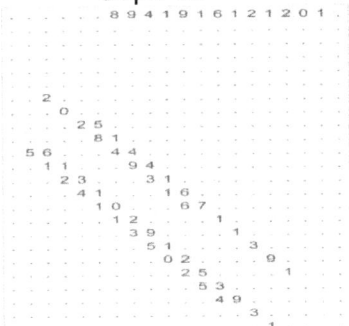

Sopa 81

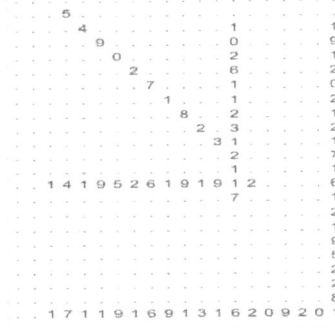

Sopa 82

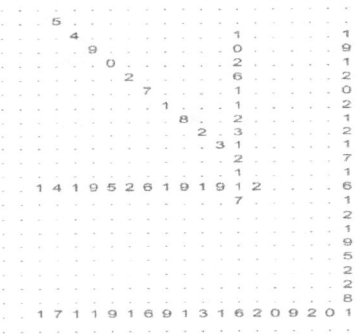

Sopa 83

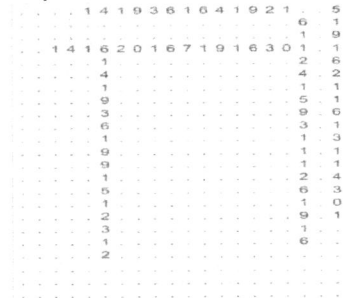

Sopa 84

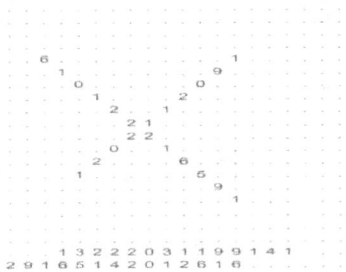

Sopa 85

```
2                 0
1                 2
6                 9       0
1                 0       2
4                 2       9
1                 5       0
9                 4       2
9                 1       6
1                 9       1
2         1       2       2
2       9       7       1
7       2       6     9 5
1       6   1   0   4
6       1   3 2     1
1       6   1       6
2       6 6 9       1
1         1 1 1       3
1         1   5       1
        2 2   1       2
      1   9   2       1
    3   3             1
          1           0
                      2
```

Sopa 86

```
      1
    3 1
      1 6                     9
        0 2                   1
          2 5                 4
            1 9               1
            2 3               2
            1 1               0
              7 6             9
1 4 9 6 5 4 9 1 7 9 1 4 1     1
              2   6 1         3
                2   1 6       9
                  1   5 1     1
                      9   2 4 2
                        9   3 1 1
                          3   2
                            1   1
                            2 2
                            0 5
                              1
```

Sopa 87

```
1
  7
    1
    9
      5
    0   4
      2   1
      9 0 4
        0   2 9               1
          2   9 2             3
            9 0 0             1
              2   2 1         1
                1   6 6   9
                  8   1 1   2
                    2   3 2 9
                      4   1 1
                        1   5 6
                          1   2 1
                            6   2 4
                              1   8 1
                                9   1
                                  2
  4 5 2 0 1 2 0 1 6 2 0 9 5 7 1 6
```

Sopa 88

```
              1 2 9 1 7 5 1 3 1 1 4 3 0 1
        1
        0
          2
            1
              1
                2
                  3
                    2
                      2
                        4
                          5
                            9
                              1

    1 4 1 9 4 1 6 1 7 1 6 1 9 1 1 2
    6 1 2 5 2 1 6 7 1 9 1 1 3 1
    1 4 1 9 1 2 3 5 2 2 8 1 1 3
```

Sopa 89

```
      2
  1   1
  9   1
  3   2
  4   1
  1   1                     8
  5   4 3               5   1
  9   1   5           2   6
  3   6     3         1   1
  6   1       1       2   3
  1   7           6   9   5
  9   1         1     3   1
  1   6           4   9   6
  2   2             9   1   2
  2   0             2   5   1
  5   2             0 6   5
  4   1               1   1
  1   9               3 3 9
      2               4   1
      1               1   3 6
      9               9   1
      2                     6
      0
```

Sopa 90

```
1   4                         6
  9   9                       1
    1   2                     2
        1   0                 0
        8   3                 3
          2   1               9
            2   1             3
              0   3           2
                2   2         1
                    1   2     2
        1           1   1     1
        2           6   2     3
        1               1   9 9
        2               3   1 3
        0                   1   1
        9                   6 1
    1 9 4 1 5 1 2 0 2 1 9 1 2 2 5 4 1
```

Sopa 91

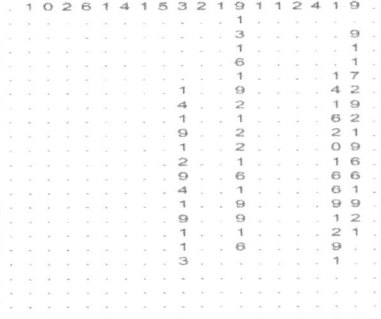

Sopa 92

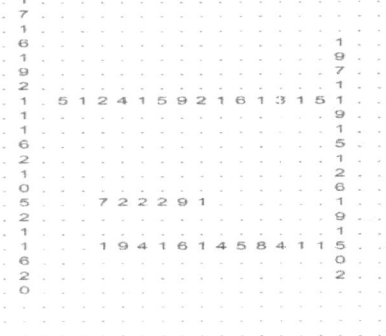

Sopa 93

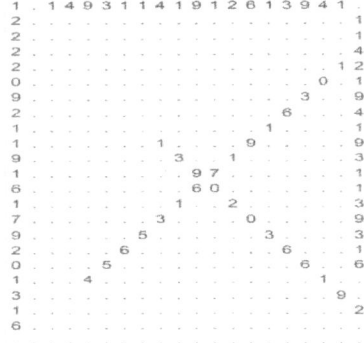

Sopa 94

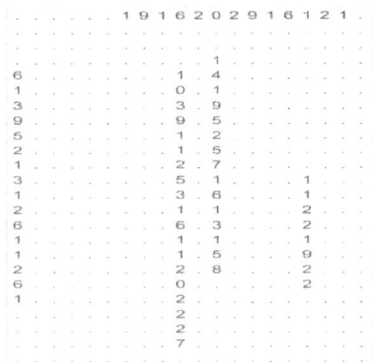

Sopa 95

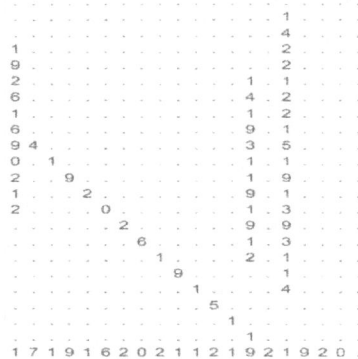

Sopa 96

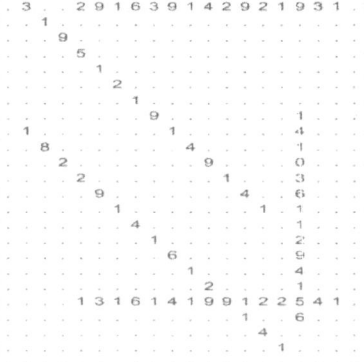

Sopa 97

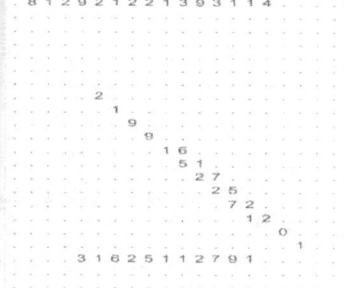

Sopa 98

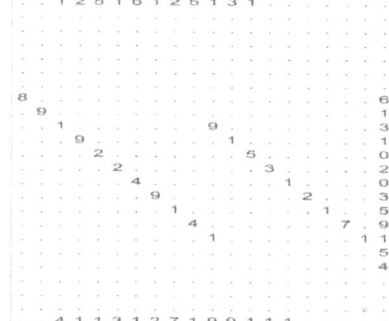

Sopa 99

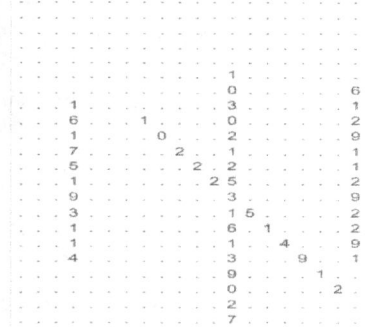

Sopa 100

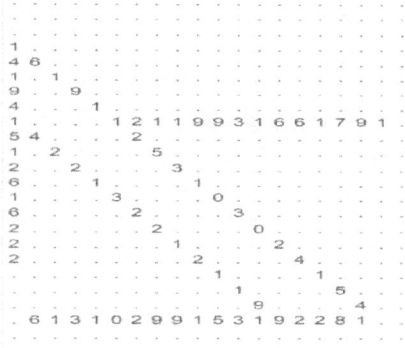

221

Bibliografía

Companioni Landín FA, Bachá Rigal Y. Prontuario de Ciencias Morfológicas A-L. La Habana: Editorial Ciencias Médicas, 2009.
Companioni Landín FA, Bachá Rigal Y. Prontuario de Ciencias Morfológicas M-Z. La Habana: Editorial Ciencias Médicas, 2009.
González-Longoria, MA. Glosario Estomatológico Cubano. La Habana: Editorial Ciencia Médica, 2006.
Saldaña Ambulódegui, E. Manual de Terminología Médica. 2012.
Dorland B. España, 2005. Diccionario Médico Ilustrado de medicina. Edit. Mc Grawhill. 30 Edc.
Diccionario de la Wikipedia online.
Cortés Gabaudan, F. Pequeño Diccionario Médico Etimológico, 2000.
Connolly D. Terminología Médica, 2019.
Parada Artigues A, Espinosa Fernández MG. Terminología clínica y patología, 2019.
Real Academia Nacional de Medicina: Diccionario de términos médicos, 2011.
Diccionario Terminológico de Ciencias Médicas. Editorial Masson. 13 Edc. 2013.
Roper N. Diccionario de Enfermería. Editorial McGraw-Hill Interamericana, 16 Edc.
Enciclopledia Médica, Medline Plus.
Diccionario Médico de la Clínica Universidad de Navarra.
Diccionario de la Real Academia Española.
Dicciomed. Diccionario médico-biológico, histórico y etimológico. Universidad de Salamanca.
Yetano Laguna J, Alberola Cuñat V. Diccionario de siglas médicas y otras abreviaturas, epónimos y términos médicos relacionados con la codificación de las altas hospitalarias. Ministerio de Sanidad y Consumo. Madrid. España.

www.ingramcontent.com/pod-product-compliance
Lightning Source LLC
Chambersburg PA
CBHW070003300526
45794CB00001B/165